ブッダの
ターミナルケア

吉元信行 *Yoshimoto Shingyo*

法藏館

目次

ブッダのターミナルケア

はじめに

私は大谷大学で原始仏教という学問を専門にしています。ブッダの時代と、それ以降百年くらいまでの仏教を含めて原始仏教といいますが、今回はこの原始仏教とも関連して、「ブッダのターミナルケア」というたいへん現代的なテーマを取り上げました。

私は大谷大学を卒業いたしまして、大学院に行くための学費や生活費捻出の必要から、京都市内のある更生保護施設に勤めました。そこは、身寄りのない、あるいはあっても家庭より引き取りを拒否された犯罪前歴者や非行少年たちを主に収容する施設で、彼らが社会復帰をしていくための補導援護を目的としています。その対象者は十六歳の少年から七十歳くらいの老人までで、ほとんどの人が、家族、友人、就職、金銭、病気などに関する問題、あるいは簡単には相談できないようなつらい悩みをもっていました。彼らは昼間は仕事に行きますので、仕事から帰ってきた夜に、彼らの相談に応じ、社会に復帰していけるようにサポートしていく。私は、そういう仕事をしながら、昼間は大学院に通ったわけです。

彼らの悩みに応対する必要から、カウンセリングの勉強をしたり、講習を受けに行ったりしました。カウンセリングがわかってくるにつれて、私が原始仏教を通じて大学で学んできたブッダの教え、その行動と思想、あるいは説法、そういうものがすべて仏教のカウンセリングであるということに気がついたのです。

そういう観点から経典を読んでいきますと、今まで専門として読んだのとは違った視点から仏教の経典を読むことができることに気がつきました。当時、「原始仏教における対機説法の体系」という題目で修士論文を書き、ブッダのカウンセリングを体系的にまとめてみたのも、そういう発想からでした。

ただ、カウンセリングには心理学という非常に大きな学問体系がバックにありますように、仏教のカウンセリングにもそれを裏付ける学問体系が必要であることを感じました。私はそれ以降、アビダルマ（仏教哲学）や唯識（仏教心理学）など専門的な学問にも研究を深めていきました。アビダルマ、あるいは、唯識という学問の基盤に立って、「仏教は福祉である」という観点からの研究と実践を今日まで続けてまいりました。

私は今回、私の専門であります原始仏教における福祉理念ということを背景にして、仏教的ターミナルケアのあり方を皆さんに申し上げてみたいと思います。

一　仏教は福祉である

「仏教は福祉である」と申し上げたことを確認する意味で、概論的なお話をまずしておきます。ブッダが覚りを開かれる前の話から始めます。

ブッダ（Buddha）とは「覚った人」という意味ですので、覚りの前はブッダと呼べません。ブッダのことを「釈迦族出身の聖者である世にも尊いお方」という意味で、ブッダになる前も含めて「釈迦牟尼世尊」と呼称することがあり、それを省略して私たちは「釈尊」と呼びます。ここでは「ブッダ」という呼称のほか、尊敬の意味を込めて「釈尊」と申すこともあります。

まず釈尊がお生まれになったとき、「天上天下唯我独尊」と言われたという伝説があります。ルンビニー苑（現在のネパール南部）で釈尊はマーヤー夫人の右脇から生まれ、天人の手によって人間の手に渡され、地上に降り立ってからすっくと立ち、北に向かって七歩進み、そして右手を挙げて声高らかに「天上天下唯我独尊」と唱えたという有名な話があります。

これはまったく不思議な話ですけれども、実は仏典のなかで不思議な話であればあるほど、そこには大きな意味が込められている、大きな意義が象徴的に語られていると考えられます。経典を読む場合にはそういう視点で読む必要があると思います。

「天上天下唯我独尊」の「唯我独尊」という言葉は、今一般にはあまり良くない言葉として使われています。辞書を引きましても「独りよがりの」とか「自分だけが優れていると自負すること」といった意味ですが、実はそうではなくて、「天上天下唯我独尊」という言葉の、その経典の前後に注目する必要があります。「唯我独尊」の前に「私はこの世で最も年老いた者である」という言葉があります。そして、この後に「もはや私は再生しない」、すなわち「後有（後の輪廻による迷いの生類への再生）を受けず」という言葉が続いています。このことから考えまして、「天上天下唯我独尊」という言葉の意味するところは、次のようなことであると思われます。

すなわち釈尊は無限の輪廻を繰り返してきたわけです。インドの人たちは昔から輪廻を信じきっています。ガンジス河で沐浴する現代のヒンドゥー教徒たちも輪廻を信じきっていますが、仏教でも輪廻説を一応認めます。ただ、ヒンドゥー教、あるいは当時のバラモン教と仏教との違うところは、仏教では過去の輪廻は認めても、今生以降の輪廻は認めない、ここにはっきり違いがあるわけです。仏教では涅槃が最終目標です。すなわち涅槃とは、輪廻のない、永遠寂静の世界なのです。

釈尊は無数の輪廻を繰り返してこられた。しかし釈尊の輪廻の目的は、これは経典に繰り返し繰り返し説かれているのですが、その一一の前世の生涯で、仏になって、そしてあらゆる衆生を救済することにあったわけです。そういうことから、生まれたばかりの赤ん坊であっても、釈尊は、「私は最も年老いた者である」と言われたのです。「私は過去に誰よりも多くの輪廻を繰り返してきた」との自覚をもって、「年老いた者である」というふうに言っているわけです。

これは釈尊の自覚の声であります。もちろん生まれたての子がそんなことをしゃべるわけはありませんし、後の人が創り上げたことですが。

そういう意味でいえば、この天上天下で私の存在は最も尊いと書いていますが、これは「かけがえのない」と言い換えた方が私たちにはわかりやすいと思うのです。「私のいのちは最もかけがえのないものである」という意味になりましょう。そして「もはや後有を受けず」、すなわちもうこれ以上輪廻することはないのだから、この世で私はブッダになって多くの人を幸せにするのだという決意を込めた言葉として、「天上天下唯我独尊」という言葉を後の仏伝の作者が言わしめたと理解しますと、誕生説話の不思議さの謎が解けてきますし、「唯我独尊」という言葉を決して悪い意味で使ってはならないということもおわかりになると思います。

そういう意味に解釈しますと、釈尊が「天上天下唯我独尊」と言われたということは、これは釈尊だけが尊いのではなくて、実は私たち自身においてもいえるのではないかと思います。すなわち、釈尊が「天上天下唯我独尊」とおっしゃった、そのことを裏返せば、私たち自身もかけがえのない生を得てこの世に生まれてきたのだというふうに考えられないでしょうか。

このことは現代科学でも証明されるところでして、私たちの生命がどのように生まれてきたのかというと、これはたいへんな偶然であります。しかし、この世に一人の人間として生まれ、そして今、皆さんとここに一緒にいるというこのご縁は、まさに得がたいことであり、それが「人身受け難し今すでに受く、仏法聞き難し今すでに聞く」という言葉になってくると思います。人の幸せのために、そういう釈尊の前生からの願いが、「天上天下唯我独尊」という言葉に込められているということで、仏教はその出発点から、福祉的な意味付けをもっているということができます。

また今日でも人生の大問題として老・病・死の問題があります。釈尊は城門から遊園に行くときに老人、病人、死人を見て憂いにくれ、最後に出家者の姿を見て出家の思いに駆られたとされます。老・病・死の克服のために釈尊は出家をしたわけですから、この事実をみても、仏教は福祉であるということの意味がおわかりいただけると思います。

次に、釈尊の最初の伝道宣言について申し上げます。ブッダが覚りを開かれた後、しばらく説法を躊躇し、そして四十九日後にベナレス（バーラナシ）のサールナート（当時のイシパタナ：鹿野苑ともいう）というところに行きまして、そこでかつての修行仲間であった五人の比丘に説法し、そのことによって、仏教教団、すなわち僧伽（サンガ）が成立するわけです。

僧伽が成立した後、その僧伽の一人一人に釈尊は、次のように呼びかけます。この言葉が有名な「ブッダの伝道宣言」といわれるものです。

釈尊はまず、「比丘らよ、私は人や天の一切の束縛から解脱した、比丘らよ、汝らもまた人や天の一切の束縛から解脱した」と宣言します。釈尊はご自分の覚りによって解脱し、その釈尊の説法によって、比丘らは一切の束縛から解脱したことになります。このとき、釈尊は比丘たちに「宗教家」としての引導を渡したことになります。

その次に「比丘らよ、遊行《ゆぎょう》に歩きなさい」と命ぜられます。この「遊行」という言葉ですが、当時の言葉で「ビチャーラ（vicāra）」と申します。「チャーラ（cāra）」は歩き回ること。「ビ（vi）」というのは「あちこちに」という意味をもちます。すなわち遊行というのは、宗教的な目的で全国津々浦々を歩き回り、悩める人々に救いを与えていくこと、これが遊行であり、比丘たちの務めであります。

ですから「比丘らよ、遊行に歩きなさい」と命じたその目的は何かというと、「多くの人々の利益、多くの人々の安楽、世間への共感のために」とはっきりうたわれております。このなかで、「共感」という言葉は、「アヌカンパー（anukampā）」というインドの言葉です。これについて、漢訳経典は「憐愍」という翻訳語を使っておりますが、あまり適切な訳ではないので、「共感」という訳語を使いました。「アヌ（anu）」というのは「しばしば」とか「それによって、したがって」とかいう意味をもつ言葉です。「カンパー（kampā）」というのは「心が震える」という意味です。そうしますと、相手の人の苦しみや悩みを見て、そしてこちらの心が震えるということが「アヌカンパー」の元の意味で、それを漢語や日本語に訳そうとすると、適当な言葉がないのです。中国におきましても漢訳経典で「憐愍」というような言葉を使っているのですけれども、憐れみというよりも、相手を見て自分の心が震えるほどに何とかしたいという気持ちです。それで、私は「共感」と訳しましたけれども、ちょっとそれでも訳が足りない、何かもっといい言葉がないかと思っています。

ブッダは「世間への共感のために、天人や人間たちの利益と安楽のために、二人して一つの道を行かないように」と命じます。この「二人して一つの道を行かないように」というのも仏教独特の伝道の仕方です。キリスト教では、できるだけ二人以上で行くようにイエスが言った、ということを聞いたことがあります。それはおそらく成立した地域が砂漠地帯で、一人で歩くとたいへん危険であったからだと思います。インドは、気候的にも屋外で過ごしやすく、どこへ行っても森や川があり、そこに食べるものはありますし、暮らしやすいのです。要するに一人でも多くの人に教えを伝えるようにというのが、二人で一つの道を行かないようにという意味だと思うのです。

そして最後に「比丘らよ、始めもよく、終わりもよく、意義ある薬味のそなわった法を示しなさい。完全で純潔な清らかな行いを堅持しなさい」と言われました。以上が有名な「ブッダの伝道宣言」です。

この伝道宣言において、釈尊が比丘たちに託した言葉。まず、「汝らもまた人や天の一切の束縛から解脱した」とは、伝道者としての資格を得たこと、すなわちソーシャルワーカー（社会奉仕家）として認めたということです。そして、「比丘らよ、遊行に歩きなさい」とは、悩める人々にカウンセリングをしなさいということにもなります。その伝道の目的が、「多くの人々の利益、多くの人々の安楽、世間への共感のために」ということです。さらに、「二人して一つの道を行かないように」ということは、一人でも多くの人を救いなさいということになり、いかにブッダの伝道宣言そのものが、人間一人一人に対する福祉的なあり方であるか、ということがわかると思います。

その仏教の福祉的なあり方というものは、ブッダだけのものか、ブッダがはじめて考え出したものかというと、決してそうではありません。これは古くからインドにあった考え方です。そのことを示すのが、次に紹介します「古仏の道」という経典の一節です。

比丘らよ、譬えば、人が林、といっても密林のなかを歩いていて、過去の人が辿った古い道、古い小径を発見したとしよう。彼はその道に沿って、その道を辿りながら、過去の人々が生活していた庭園、園林、蓮池、堤防のある麗しい古い都、古い王都を発見したとしよう。

「どうか陛下、申し上げます。私は林、密林の中を歩いていて、過去の人が辿った古い道、古い小径を発見し、それに沿って行きました。それを辿って行くと、過去の人々が生活していた庭園、園林、蓮池、堤防のある麗しい古い都、古い王都を発見しました。王様、その都を再興なさいませ」

なあ、比丘らよ、そのとき王、あるいは王の大臣がその都を再興させたとしよう。その都が後に富み、栄え、人々がたくさんいて、人々で一杯になり、増加拡大するように、比丘らよ、そのようにして、私は過去の正等覚者たちが辿った古い道、古い小径を発見した。

これは過去仏をふまえた教えです。ブッダは決してこの世に一人ではない。過去に無数の仏たちが現れた。そして、同じように人々を教え導いていったという考え方が古くからありました。それと同じように私（ブッダ）は、過去の正等覚者たちが辿った古い道、古い小径を発見しただけであると、釈尊はこのように言っておられます。

すなわちこのように、この人間社会というものが成立して以来、生きとし生けるものたちの関係のなかで、あたかも古い都が富み、栄え、増広拡大するように、人間として生きていこうとするならば、他の人と助け合い支え合うといった福祉的な生き方を古来人々は求めてきたのであると、釈尊は古の聖者たちから学び取ったのだと思います。このような思潮は古くからインドにあったけれども、ブッダがはじめて具体的に説き示してくれたのだというのが過去仏の思想です。

こういうことが原始経典に書かれていますから、私が仏教を福祉的な視点から見ていくということの意味がおわかりいただけるのではないかと思います。

二　ビハーラとの出会い

もう十何年も前のことですが、「京都ビハーラの会」というターミナルケアの看護関係者グループの人たちとの御縁がありました。「ターミナルケア」という言葉は、最近とくに切実な問題として社会に認知され始めた言葉です。「終末医療」とか「末期医療」とか訳されることがありますが、「ターミナル」とは「終着駅」のことで、「ケア」は「処遇」というような意味ですから、「医療」だけでなく、死という人生の末期に直面した人たちに対してなされるさまざまな援助活動のことを申します。適当な日本語がないので、そのまま「ターミナルケア」という英語が日本語として定着しました。

従来の医学では、延命が主眼でした。しかし近年、ガン末期の患者さんや、老いて死期の近い、苦痛を訴えている患者さんに対して、従来の延命法、チューブ漬けの治療でいいのだろうかという反省が起こってまいりました。延命が目的でなく、苦痛をできるだけ和らげて、尊厳をもって命を全うしていけるように援助する医療が要請されるに至りました。そこに、ターミナルケアの必要性が叫ばれるようになったのです。

ターミナルケアを実際に行っている施設を「ホスピス」と申しますが、「ホスピス」とはもともとキリスト教の巡礼者で病気になった人を収容した施設です。

仏教のホスピスを創ろうといい始めた方が、京都ビハーラの会の代表者田宮仁氏です。彼は仏教ホスピスとしての「ビハーラ」という言葉を提唱し、それを実現させました。大谷大学の出身で、佛教大学の社会事業研究所にしばらく勤めて、そこで社会福祉を学び、そして仏教ホスピスの必要性を説き始めました。仏教のホスピスといいましても、ホスピスはキリスト教の名称だから「仏教ホスピス」というのは木に竹を接ぐような言葉でおかしい、何かいい名前を考えようということになり、私も田宮氏といろいろと名前を考えました。そこで「ビハーラ」という言葉ができたのです。

なぜ仏教ホスピスを「ビハーラ」という言葉にしたかというと、これには実例がありまして、インド・ビハール州のパトナというところにクムラハールという遺跡があり、そこに施療院跡があります。すなわち仏教の僧院が病院の役割も果たしていたわけで、これはアショーカ王が建てさせた施設だそうです。

その施療院のことを、インドの言葉で「アーローグヤビハーラ」と申します。「アーローグヤ」というのは、「病気を癒す」という意味なのです。「ビハーラ」は「精舎」、いわゆる寺院・僧院のことです。かつてインドでは、寺院が病院の役割を果たした時代もあったのです。その「アーローグヤビハーラ」の「ビハーラ」を採ろうということで、田宮氏が命名しました。「ビハーラ」という言葉には、「憩い・安らぎの場所」という意味もあります。

それ以降、田宮氏を中心に、ターミナルケアに関わる当時の婦長さんとか看護婦（現在は看護師）さん、あるいは仏教学・宗教学・心理学関係者などが仏教のターミナルケア施設、すなわち「ビハーラ」を作ることを目標に勉強会をしてきたのです。

彼の郷里である新潟県を中心に全国的にビハーラ運動が展開されていきました。それ

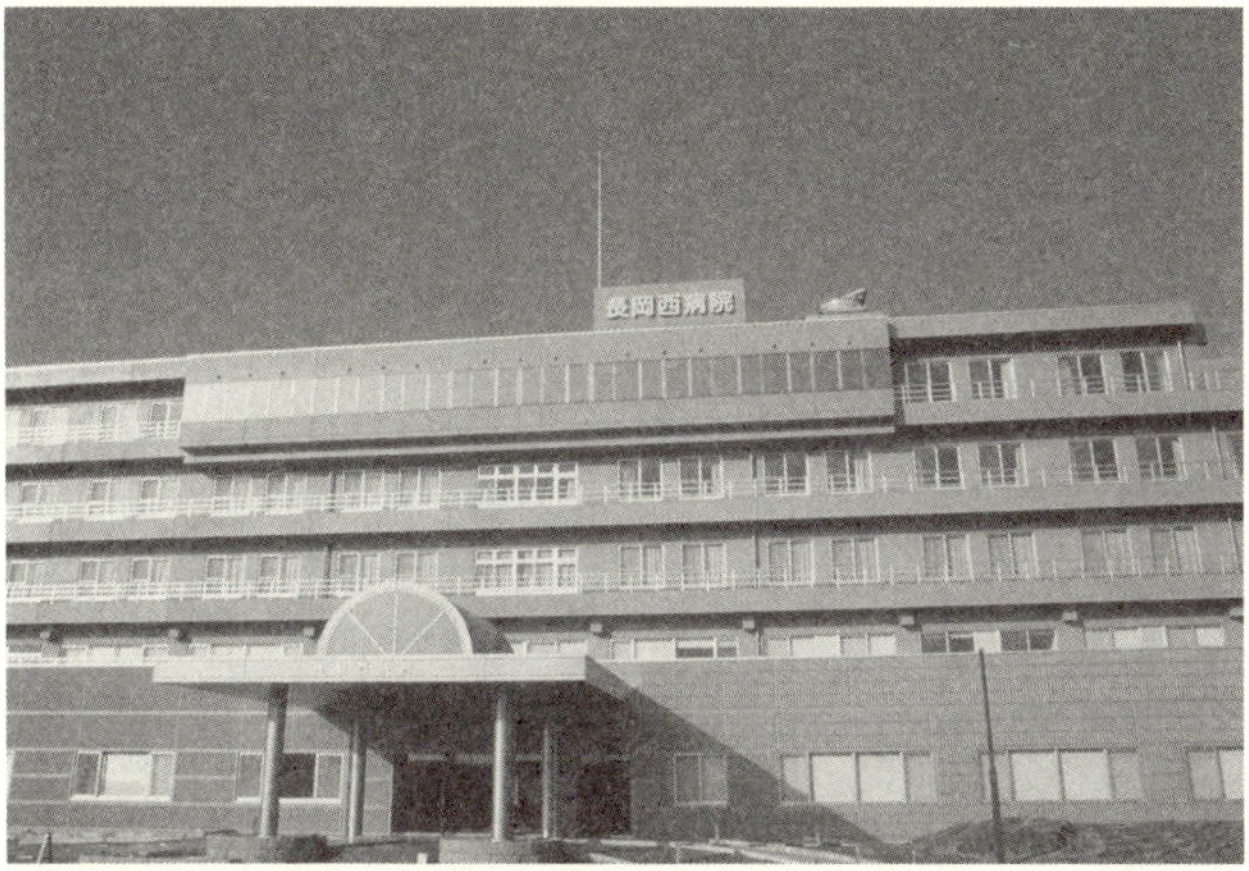

長岡西病院。最上階がビハーラ病棟。中央右に仏堂、左に看護師詰所がある。

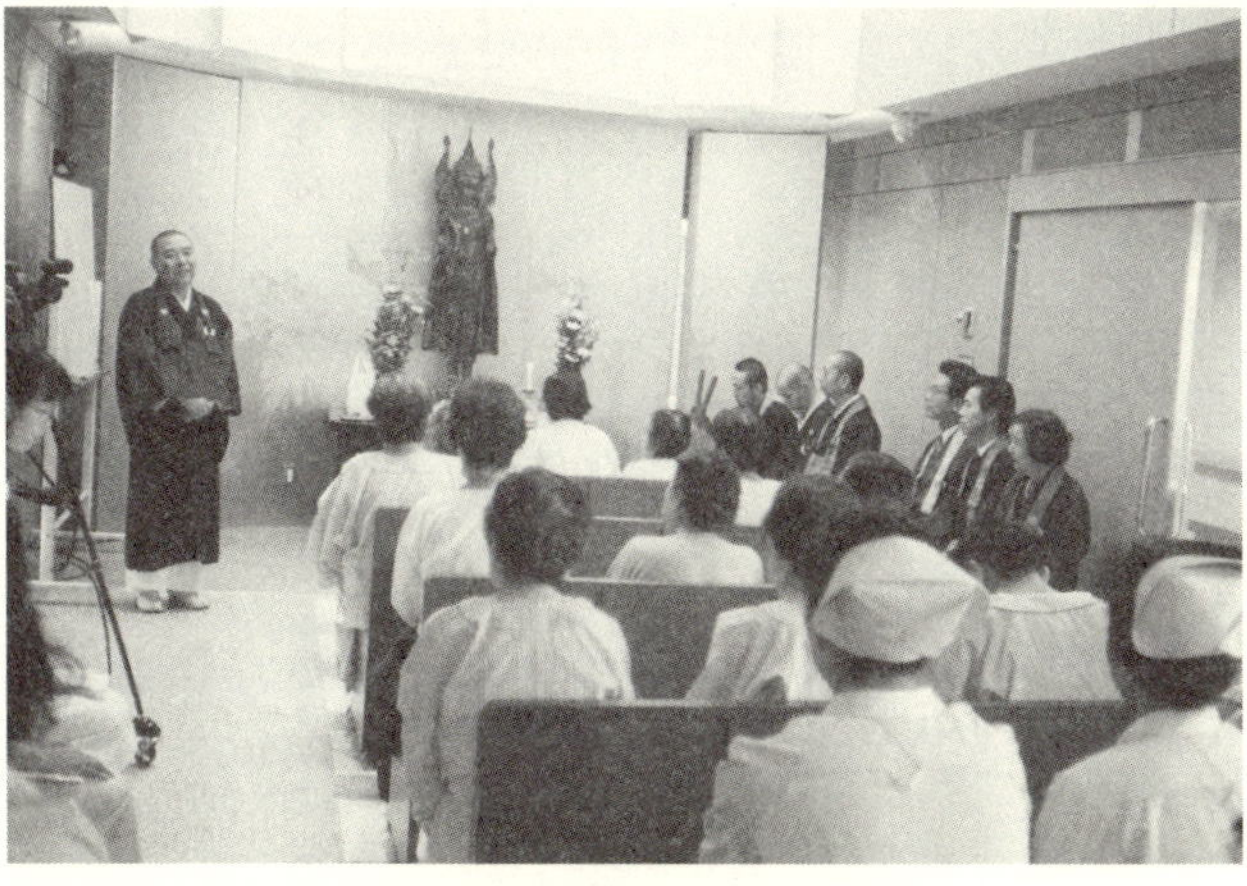

ビハーラ病棟の仏堂における法話。

が仏教医療・仏教看護という概念にまで広がりまして、今日、西本願寺をはじめ、さまざまな仏教教団、あるいは民間の有志を中心として、全国的にこの運動が展開され、実際に現在も各地で積極的な活動が行われています。そのなかでも田宮氏は、彼の郷里である長岡市の長岡西病院最上階の五階に「ビハーラ病棟」を開設するところまでこぎつけました。

ビハーラの活動を展開するなかで、仏教のターミナルケアの理念を学ぶにはどうしたらよいかということが問題になりました。そのときに真っ先に私の頭に浮かんだのは、ブッダ最晩年の行動と思想を記録した『大パリニッバーナ経』という原始経典です。この経典は、齢八十歳となったブッダが、当時のマガダという国の都「王舎城」から、二百五十キロにも及ぶ長旅をして、その旅の途中「クシナガラ」で入滅するまで、すなわちブッダの死にゆく過程を記録した経典でもあります。まさにブッダのターミナルケアの記録であります。幸いにしてこの経典には、岩波文庫に『ブッダ最後の旅』という、中村元先生による平易な翻訳があります。

これを読めば仏教のターミナルケア理論が出てくるはずだと進言をいたしまして、田

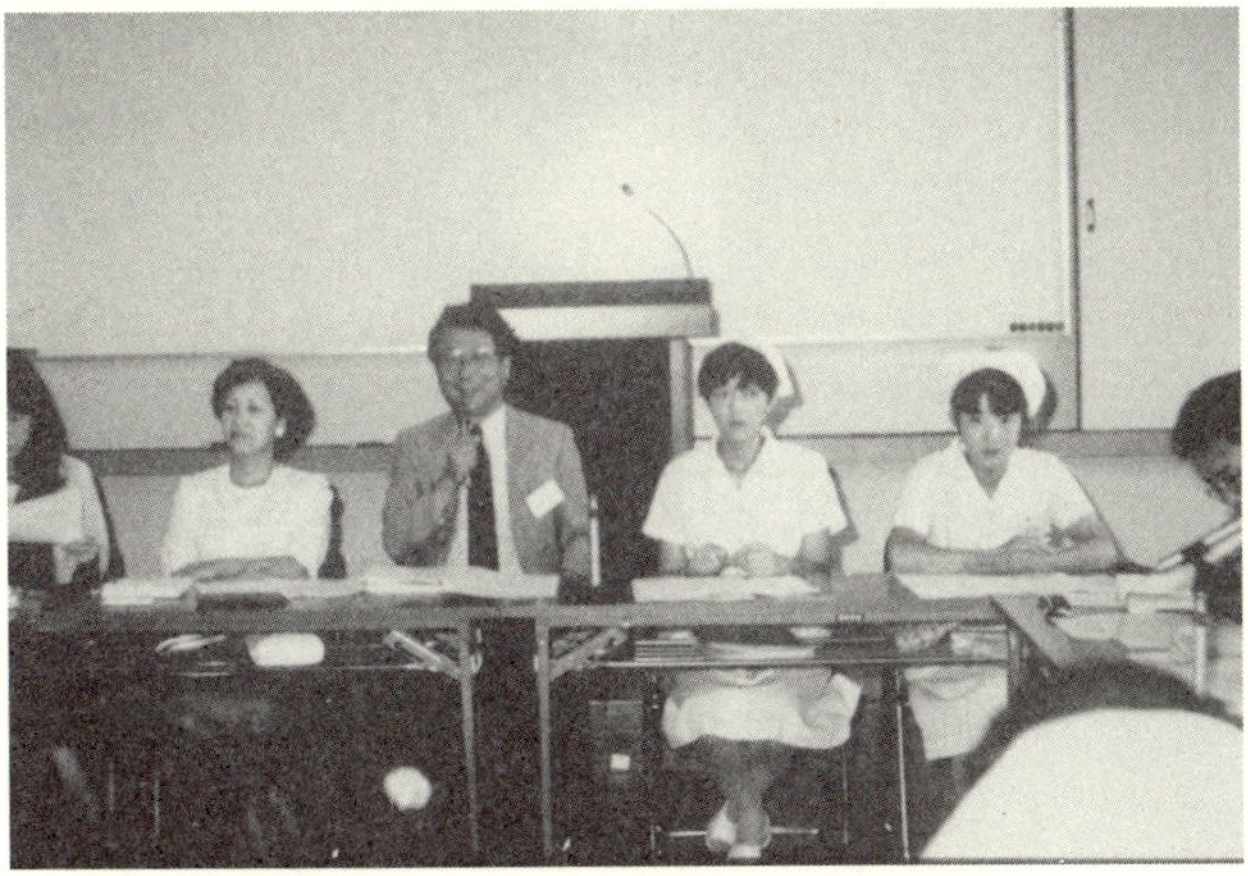

ビハーラのスタッフとの研究会。中央は筆者。

宮氏や数人の看護関係者、実際にビハーラで看護を担当する人たちと一緒にこの経典の輪読を始めたわけです。

そのようにして、看護師さんたちと一緒に仏教聖典を読み始めましたところ、彼女たちの目のつけどころの違うことに感動しました。たとえば、この経典では、最初にブッダに対してマガダ国の大臣が挨拶をするところが出てきます。大臣がブッダのところにやって来て頭を垂れ、「尊師が健勝であられ、障りなく、軽快で、気力があられ、ご機嫌がよいかどうかをお尋ねいたします」という挨拶の言葉を述べます。それを私は、普通の挨拶の言葉だと考えて読み飛ばしておりましたが、彼女たちは、この表現はブッダの時代の健康観を表すものだと読むのです。

「健勝である」とは、健康状態がすぐれていて健やかであることをさし、「障りなく」とは精神的にも健全であることを意味しています。また、「軽快で気力がある」とは、いろいろなことに耐え得る精神力や元気があることをいい、「ご機嫌がよい」とは、他人がその人を嫌ったり、不愉快になることがないような状態にあることを意味していいます。つまり、望ましい健康状態にある人というのは、その人が身体的にも精神的にもよい状態にあるのみならず、他者に対してもよい影響を与えられるような状態であることがわかるのです。今まで仏教学者として読んだ経典が、実は、健康↓老↓病↓死に至るブッダのターミナルステージの記録としても読めることに気づいたのです。ある意味ではブッダにとって失礼な話になるかもしれませんが、しかし仏教のターミナル理論を構築するにはどうしても必要な視点です。

それから七、八年この会を重ねましたが、都合この経典を四回ほど繰り返し輪読いたしました。そしてこの経典をもとに仏教的ターミナルケア、すなわちビハーラの理論を構築して「ビハーラケアマニュアル」というようなものを作り上げ、実際の施設で活用できるようにしていきました。

その骨子は、一、仏教看護論の可能性　二、仏教看護の主要概念　三、人間の「生老病死」と仏教看護の関わり　四、仏教者の実践、というような内容で、その成果の一部を、当時京都ビハーラの会の会員であった藤腹明子さんが『仏教と看護』（三輪書房、二〇〇〇年）として出版しています。

三　ブッダ最後の旅との出会い

さて、いよいよこれから本題であります『大パリニッバーナ経』に入ります。この経典によると、ブッダは八十歳で、旅の途中入滅なさいますが、それまでのブッダや周りの比丘たちや信者たちの様子、あるいは説法のことが事細かに記述されています。この経典はブッダの最晩年の、死に至るまでの行状ですから、それを伝える仏弟子たちの記憶も鮮明であったろうし、あらゆる経典のなかでも、ブッダの説法が最も忠実に伝えられていると思われます。

この『大パリニッバーナ経』はパーリ語で書かれておりまして、『マハーパリニッバーナスッタンタ』という名前の経典です。「パーリ語」とは、釈尊の存命当時使われた言葉に最も近いと思われ、現在も南方上座仏教に伝わる経典に使われている言語です。

ブッダが最後の旅のときに通ったルートは、マガダという大国の都「王舎城」から、途中「パータリプトラ」や「ヴェーサーリー」を経て、最後の「クシナガラ」までです。

もう二十数年も前ですが、原始仏教を専門としていました私が、生まれてはじめてインドの仏跡参拝に出かけました。そのときはツアーということで、四大仏跡、八大聖地、そういう仏教にゆかりのあるところを最短距離で結んでバスで駆け巡るという、慌ただしい旅でした。

最初に飛行機でパトナに着いて、そこからガンジス河を眺めながら南にバスを進めまして、王舎城、さらにその南のブッダガヤー、それからベナレスというふうに、ずっと南の方のルートを辿って行きました。しかし私は、最初のパトナの町（往時のパータリプトラ）でガンジス河の流れを見たときに、「ブッダは最晩年に王舎城からここまで来られて、この河を渡って対岸に行き、さらに北に向かって進んで行ったのだ」と、経典の記述を彷彿とさせるような風光に感懐ひとしおでした。

そのときに頭に浮かんだことは、ブッダが八十歳でたいへんな長旅をされたということです。今の日本ならともかく、当時のインドの八十歳といえばそうとう高齢だと思います。そのブッダが、距離にしたら二百五十キロもある道のりをどうやら半年ほどで歩いて行っているわけです。

いわゆる比丘など僧侶にとって、遊行といえば周辺をあちこち遍歴しながら歩きまわるということで、ある目的をもって真っ直ぐにずっと行くということはあまりないのです。王舎城なら王舎城の周りを遊行してまわるのが、普通の比丘の遊行の仕方であったはずです。

ところがどういうわけか、この経典によると、ブッダはこのとき北に真っ直ぐに、それもかなり急いで足を進めているのです。

今の「ラージギル」というところが、「王舎城」ですが、ここが最後の旅の出発点です。このラージギルから西北西の方に進んで行きますと、ガンダク河のずっと西の方にクシナガラというところがあります。ここがブッダの亡くなったところです。そのラー

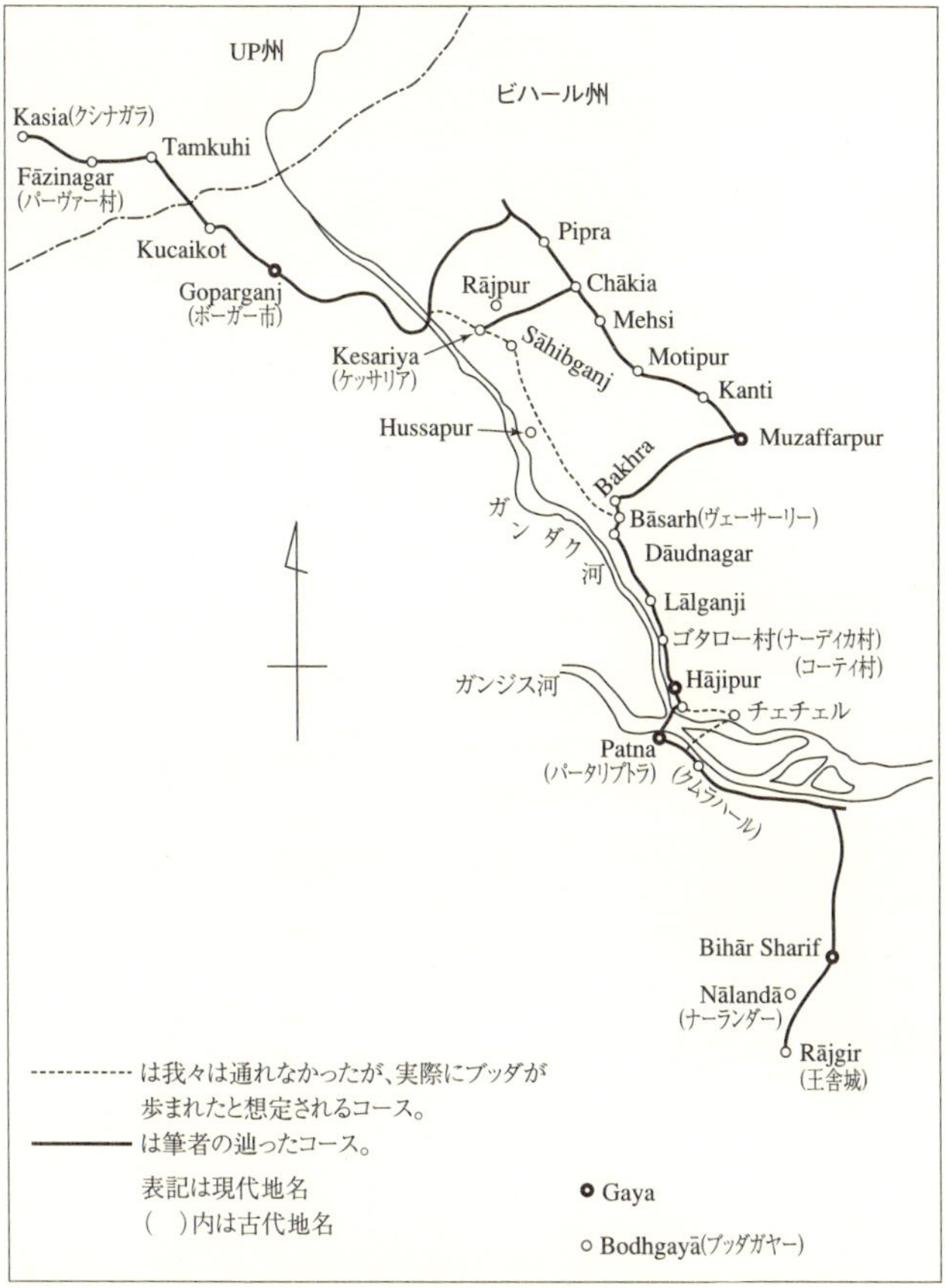

ブッダ最後の旅路コース図

ジギルからクシナガラまでを地図上に直線で結んでみます。すると、その先の延長線上八十キロぐらいのところにブッダの生まれ故郷カピラ城があるのです。

この経典を読んでいますと、ブッダは何かしら先へ先へと急いでいるのです。後に詳しく触れますが、クシナガラの手前のパーヴァー村というところでチュンダという鍛冶屋さんに食事の供養を受けました。その食事が原因で、お腹をこわして亡くなることになります。病気になったそのパーヴァー村から亡くなった場所クシナガラまでが十五キロほど離れています。それでも、病気でしかも「赤い血がほとばしるような下痢をしながら」先を急いでいると経典には書かれています。

ブッダが先を急いだのは一体なぜであろうかということを、いつも私は経典を読むたびに不思議に思っていました。ところが、ガンジス河に立ったときにパッとひらめいたのは、先ほど直線で結びましたように、その延長線上に、ルンビニーやティラウラコットがあるという事実です。ルンビニーは生まれたところであります。ティラウラコットは今はネパール領ですが、ここには、釈尊が幼いときに育ったといわれる王宮の跡があるのです。すなわちブッダ釈尊は、これはセンチメンタルな言い方かもしれませんが、

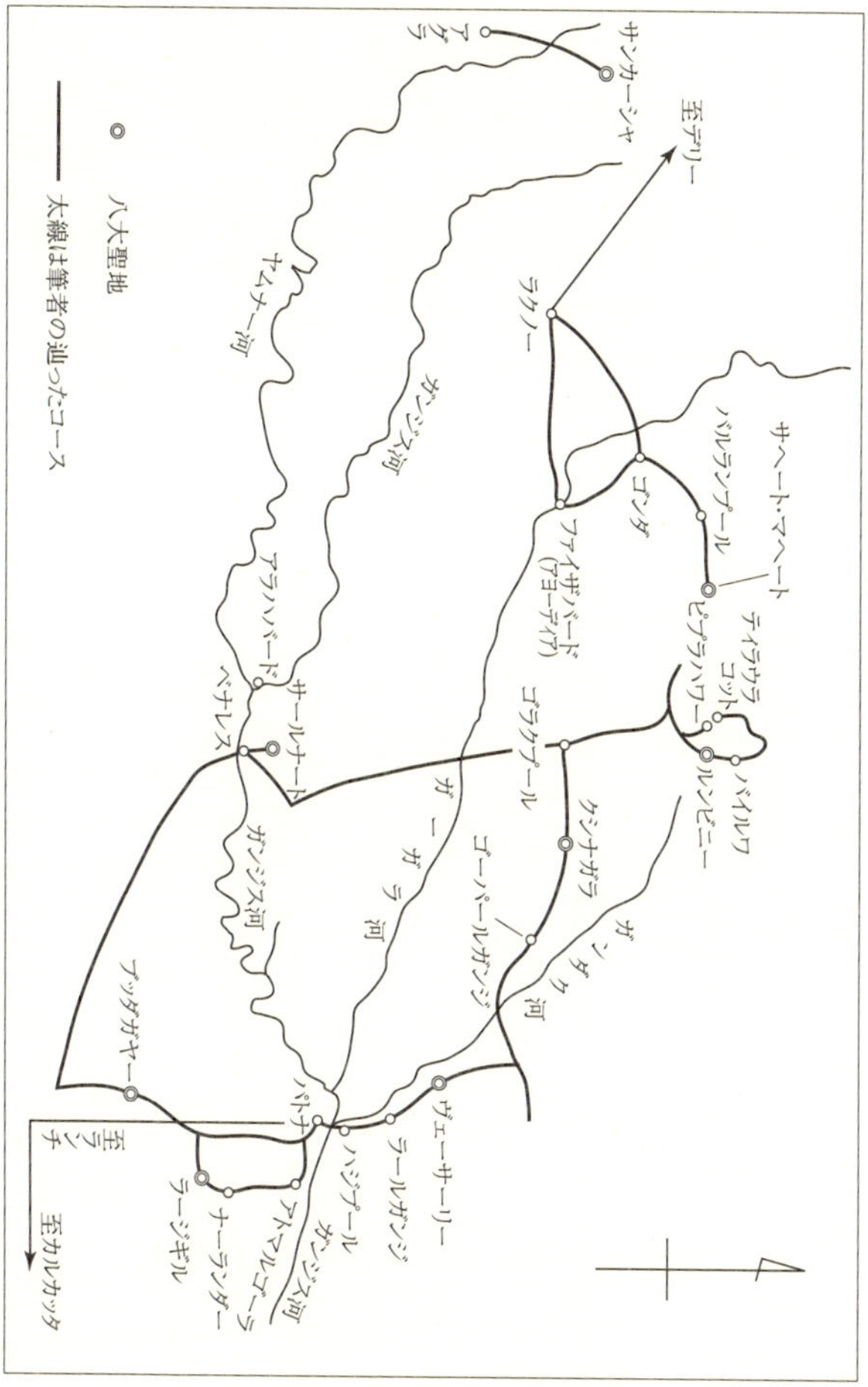
サンカーシャ
アグラ
至デリー
ラクノー
ヤムナー河
ガンジス河
サーヘート・マヘート
バルランプール
ゴンダ
ファイザバード
(アヨーディア)
ティラウラコット
ピプラハワー
ルンビニー
バイルワ
ゴラクプール
クシナガラ
ゴーパールガンジ
ガンダク河
ガーガラ河
アラハバード
ベナレス
サールナート
ガンジス河
ブッダガヤー
パトナ
ヴェーサーリー
ハジプール
ラールガンジ
アトマルゴーラ
ナーランダー
ラージギル
ガンジス河
至ランチ
至カルカッタ
八大聖地
太線は筆者の辿ったコース

主要仏跡図

無意識に生まれ故郷を向いていたのではないかと思ったのです。

私はこのように考えまして、それから二年後に釈尊の辿った跡を私自身ゆっくり、この経典を読みながら旅をしました。しかしこの道はたいへんな悪路で、車も揺れてメモどころではありません。私はテープレコーダーを持ちまして、この経典を読みながらその記述の場所場所で、私の感じたことを吹き込みながらこの道を辿りました。その筆録をもとにしたのが拙著『人間仏陀』（文栄堂、初版・一九九一年）の第四章「仏陀最後の旅路」なのです。そしてブッダの望郷の念に想いを馳せながら、さらに足を延ばしてブッダの故郷カピラ城まで行きました。ティラウラコットというところは、最近は道路が整備されて簡単に行けるようになりましたが、昔はそう簡単には行けなかったのです。ジープをチャーターして、何とか道なき道を行きながら、ようやくのことで釈尊の故郷ティラウラコットまで行ったわけです。

王舎城からガンジス河を越えてヴェーサーリー、そしてお腹をこわしたといわれるチュンダの村、さらに沙羅双樹のある入滅の地クシナガラへとゆっくり足を進めました。

そういうこともあって、私はブッダの最後の旅路そのものにもたいへん魅せられたわけです。これから経典の記述に従って、その行動と思想を、ターミナルケアという視点から、往時のブッダを偲びながら、学んでいきたいと思います。

四　遺される者たちへの願い

この経典の最初に出てくるのは、前にも申しましたように、ブッダが王舎城という都におられたときのことです。今でいうラージギルですが、周りを山で囲まれた盆地に都がありました。マガダという、当時のインドで最も強かった国の都です。その都の王様が阿闍世《あじゃせ》王ですが、その前の王様が『観無量寿経』の王舎城の悲劇に出てまいります頻《びん》婆娑羅《ばしゃら》王です。彼が阿闍世のお父さんで、お母さんが韋提希《いだいけ》夫人です。阿闍世は父の頻婆娑羅王を押しのけて、クーデターによって王権を取ったのです。彼をそそのかしたのが提婆《だいば》達多《だった》という相談役であったということです。

クーデターによって頻婆娑羅王は幽閉され、そして死んでゆき、阿闍世が王位を取ることになりました。ちょうどその時代がブッダの晩年に近い頃であったようです。

この経典の最初に出てくるのは、新王舎城（父の居城とは別に王宮を建設しました）の阿闍世王が、ヴァッサカーラという大臣に命じて、ブッダのもとへ相談に行かせたところです。マガダからガンジス河を渡った対岸にヴァッジという国があり、この二つの国は非常に仲が悪かったようです。なぜかと申しますと、ヴァッジという国は共和国、いわゆる、王様の専制政治ではなく、貴族としての王族たちが協議をし、お互いに王様を選び合いながら政治をしていくという民主政治を行って、活気があり、しかも商業が盛んで非常に栄えていた国だったそうです。

それに対してマガダという国は、専制君主制国家、国王を中心とした専制政治を行って、阿闍世王がその頂点に立っていたのです。どうも阿闍世王にとっては、ヴァッジという国が目障りで仕方がない。そういう政治的なことが背景にあり、そしてヴァッサカーラという大臣に言いつけて、「隣のヴァッジという国を攻めたいと思うがどうだろうか」とブッダのもとへ相談に行かせたそうです。

ヴァッサカーラが新王舎城から山道を登って、霊鷲山頂にいらっしゃるブッダのところにやってきて、そこにひれ伏して先に触れたような挨拶の言葉を述べます。そしてその後に「阿闍世王が隣のヴァッジの国を攻めたいと申しておりますが、いかがなものでございましょうか」と、相談をするのです。戦争をしてよいかどうかをブッダに聞くということ自体がおかしな話です。しかし経典にはそのように出てくるのです。いつも私には不思議だったのですが、それはどうも一種のジェスチャーだったようです。

軍部や住民は、ヴァッジが気に入らない、攻めたくて仕方がない、という気運になっていた。軍部が台頭して阿闍世王はその軍部を押さえきれなくなっていたのです。そういう場合にどうするかというと、尊敬すべき最高の宗教者のところに相談に行くわけです。そうすれば「それはやめておけ」と、言うに決まっています。そして、ブッダがやめておけと言ったから戦争をしなかったと言い逃れをしたかったということらしいのです。戦争をしない責任をブッダのせいにしようという政治的策略があって、ブッダに相談に行かせたということのようです。

ところが、不思議なことにこの経典では、ブッダはヴァッサカーラ大臣に直接質問を

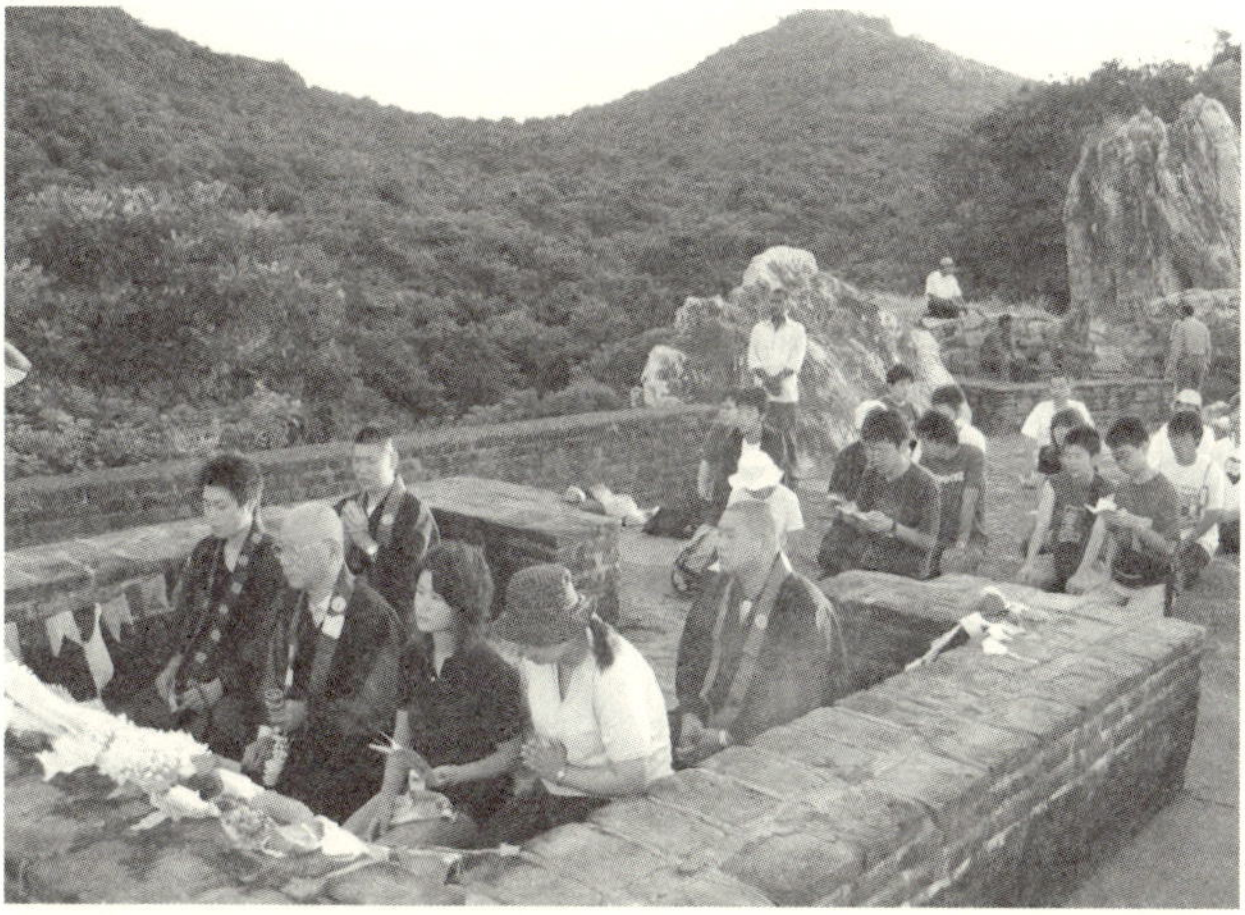

王舎城・霊鷲山頂の香室跡。ブッダがいつもいらっしゃったところ（最前列の導師が筆者）。

していないのです。そこのやり取りが非常におもしろいのです。

ブッダは尊敬されているお方ですから、中央に座っています。今、王舎城に行って霊鷲山にお参りしますと、その頂上に香室跡があり、そこにブッダはいつも座っておられたということです。そのときもおそらくブッダはそこにおられたのでしょう。そしてずっと石段を登ってきて、ヴァッサカーラが挨拶しました。傍らでは阿難尊者が団扇でブッダを扇いでいました。

ヴァッサカーラの話をじっと聞いていたブッダは、ヴァッサカーラには答えずに、横にいた阿難尊者に次のように聞きます。

「阿難よ、ヴァッジ人はしばしば会議を開き、会議には多くの人々が参集するということをお前は聞いたか」と。

すると阿難は、「私は聞きました」と答えます。するとブッダは、阿難に言います。

「それでは阿難よ、ヴァッジ人がしばしば会議を開き、会議に多くの人々が参集する間はヴァッジ人は繁栄こそ期待され、衰亡することはないであろうな」と。

そのようにして、阿難に合計七つの質問をします。

最初の質問である「会議を開いて」云々というのは民主的社会であるかということを聞いています。

二番目に、「ヴァッジ人は協同して集合し、協同して行動し、協同してヴァッジ族としてなすべきことをなすということを聞いたか」と。これは、社会的な協同ということであり、独裁的でないということでもあります。

三番目は、「ヴァッジ人は定められていないことを定めず、すでに定められたことを破らず、ヴァッジ人の旧来の法に従って行動しようとする」ということ。これはまさに伝統の保持、遵法精神です。伝統を重んじるということです。

四番目に、「ヴァッジ人は、ヴァッジ族の古老を敬い、尊び崇め、もてなし、そして彼らの言うべきものを、彼らの言を聞くべくものと思う」ということ。すなわちこれは古老への尊敬、すなわち老人の尊重です。

五番目の質問は、「ヴァッジ人は、良家の婦女・童女を暴力で連れ出し、捕らえ留めることをなさない」ということです。当時は女性が非常に差別されていた時代でした。女性は人間として扱われずに、物と同じ扱い、売り買いの対象に等しいような扱いでした。これは明らかに子女の尊重と言いましょうか、女性への差別をしないということです。

六番目に、「ヴァッジ人は都の内外の霊域を敬い、霊域を崇め支持し、そして以前に与えられ以前に為された法に従った彼らの供物をそこに捧げる」ということ。霊域（チェーティヤ）というのは日本でいうと鎮守の森のような場所ですが、つまりこれは宗教的な聖地の崇敬ということです。

最後に、「ヴァッジ人が尊敬されるべき修行者たちに正当の保護と防御と支持とを与えてよく備え、いまだ来らざる尊敬されるべき修行者たちが、この領土に到来するであろうことを、またすでに来た修行者たちが領土の内に安らかに滞在するであろう」ということ。これはそういう宗教的な聖者ができるだけその国にたくさんやって来るように、やって来た場合にはその方をもてなし、保護すること、すなわちこれは宗教家の育成と保護ということをヴァッジという国が行っているかどうかということを聞いているわけです。

この七つ（後に「種族法」と言われます）が守られているならば、ヴァッジという国は、栄えこそすれ、そう簡単に滅びることはないだろう、と釈尊は大臣に告げます。それを聞いた大臣は、帰って王様にそのことを報告し、この戦争は回避されたのです。

私は、釈尊の最晩年の行動と思想を伝えるこの重要な経典の最初に、どうして戦争のことが出てくるのかと不思議に思っていました。しかし、それはこの後ブッダが旅に出る、その最初の目的地が実は、このヴァッジの国であるということで、やはりブッダは今言うような民主的な国、そして人々が協力し合うような国、独裁政治でない国、そういう社会こそ本当の福祉社会であると認めていたのではないでしょうか。

その後に、ブッダは阿難に、都中の比丘たち全員をすぐ集めなさいと命じます。そして、霊鷲山の周りにいた比丘たちがこの霊鷲山に全員集合します。その後に、先ほど説いた七項目の種族法と対応した別の七つの教えを比丘たちに説法します。比丘たちに説いた七つの教えというのは、ちょうどヴァッジという国が素晴らしい国である限り滅びないと同じように、以下の教えを守れば仏教教団も亡びないであろうという説法です。

すなわち、①仏教教団も民主的に僧伽の運営をなし、そして②僧伽内で協同し、それから、③比丘たちが戒律を遵守し、④教団内の長老を尊敬するように説きます。五番目の、「子女の尊重」に当たるところが、仏教教団の方では⑤「執着の否定」という項目に変わっております。その後は居住する地域として、⑥修行に適した聖域に比丘たちは居住しなさいという教えであり、そして最後の宗教家の育成に当たるところが、⑦善知識を求め、お互いを敬愛しなさいという説法になります。

そのようにして最後の旅に出る前に七つの教えを説いたわけです。この七つの教えのことを七不《しちふ》退法《たいほう》といいます。不退ということは退かない、すなわち繁栄ということです。仏教教団が繁栄するための教え、それが七不退法なのです。

ブッダは、この後、さらにいくつかの七不退法を説いています。この第一の七不退法は、仏教教団が衰退しないための教えですが、他にもいくつかの七不退法（六不退法もあります）を説いており、それらはすべて比丘たち一人一人に対する戒めの教えとなっています。これらについては後で申し上げます。

さて、このときブッダはすでに八十歳でした。そしてこの後北に向かって旅立ちます。そういう意味でブッダは、経典には直接には書いていないけれども、あとに残る比丘たちのために遺言を残したのではないでしょうか。仏教教団が、自分がいなくても繁栄するための七不退法を説いたのです。

このときに説いた第一の七不退法を僧伽法《そうぎやほう》（仏教僧団のための教え）と申しますが、これをいわゆる「ビハーラ」という施設に当てはめれば、その施設のあり方を説いた教えということになります。仏教教団とすれば教団のあり方になりましょうし、あるいは社会福祉施設であれば施設のあり方に適応できます。

ブッダはその後、比丘自身たちへの教えを七つずつ説いていますけれど、これは比丘という仏教専門職のための教えになります。比丘は未来の世に①「くだらない」動作を楽しまない、②〔つまらない〕談話を楽しまない、③〔過剰な〕睡眠を楽しまない、④〔余計な〕社交を楽しまない、⑤悪い欲望を抱かない、⑥悪友を持たない、⑦涅槃に至るのを中途で放棄しない、となっています。これらは社会に対する比丘自身の態度です。後は詳細を省きますが、次のいくつかの不退法はそれぞれ比丘の内面的心構え、実践力、人生観、そして最後に出家者としての正しい実践を規定しています。

私たちビハーラの会のメンバーは、この七不退法をビハーラ施設のあり方として理解し、施設にいるソーシャルワーカーのため、あるいはそこの看護師さんのため、医師のためと置き換えて、釈尊の説かれた七不退法の一つ一つを専門職のための教えと理解しながら、その理念を構築していったのです。

さてブッダは、ご自分の死期を予知したのか、霊鷲山においてさまざまな教えを遺言のように比丘たちに残して、旅に出るわけです。そしてガンジス河の岸にあるパータリプトラまでの道中、比丘や在家者たちに次々と説法しながら、ようやくガンジス河に辿り着きます。

五　筏の譬え

釈尊は、王舎城というところから最後の旅に出まして、その途中、パータリ村にやってきます。この村はガンジス河という大河の岸にあり、後の紀元前三世紀頃、パータリプトラというマウリア王朝の都になります。現在はパトナといい、ビハール州の州都になっています。ここに現在は、全長八キロもの橋が架かっています。私が最初に行った頃は、橋がなくて、対岸の町まで行くのに、乗り継ぎ時間を含めてフェリーで二時間もかかりました。今はバスで渡るのに二十分ほどですみますが、この先にヴァッジ国の都ヴェーサーリー、入滅の地クシナガラやカピラ城という釈尊の生まれ故郷があるのです。

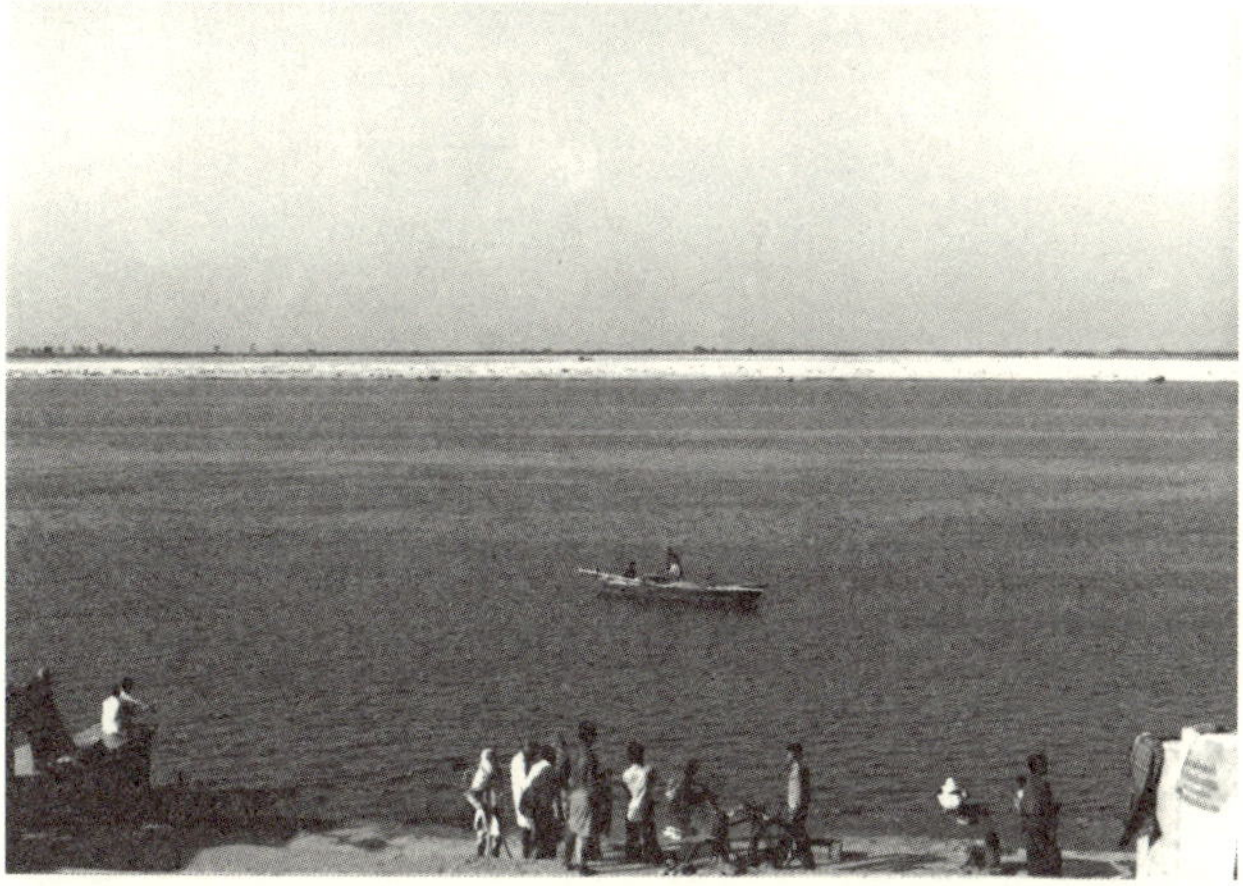

ガンジス河のゴータマ渡し跡。この対岸でブッダは筏の譬えを説かれた。

そうしますと、先にも申しましたように、釈尊は無意識のうちに生まれ故郷を目指して旅をしていたということになります。生まれ故郷を目指すということは、おそらく心の故郷を目指すということを象徴していたのではないかと思われます。

ところで、経典によると、このガンジス河を渡るときに不思議なことが起きます。仏教は奇跡を否定しますけれども、いかにも奇跡らしい事柄が仏典によく出てきます。そういうところは、何かある重要なことを象徴していると受け取ればよいと思います。ブッダは、このパータリ村というところで、神々を賞賛する教えなど、いろいろなわかりやすい教えを説き、そしてガンジス河を渡って、対岸に行こうとするのです。ところがちょうど雨期が始まった頃のようで、ガンジス河は岸まで増水していたようです。

「岸からカラスがそのまま飲めるほどに水が満ちていた」と、こういうふうに経典に書いてあります。私は雨期にこのガンジス河の橋をバスで何回か渡ったことがありますが、急流で渦を巻き、とうてい小船などでは渡れるものではありません。しかし、当時はそのように増水している河を渡らなくてはならなかったのです。そのときに、ブッダは弟子たちと一緒に、一瞬のうちに対岸に渡ったという奇跡のようなことが書かれています。

そして、神通力をもって一瞬に渡ったブッダは、対岸に立って、筏を組んだり、浮きを作ったりして、一生懸命渡ろうと苦労している人々を見て、

水面に触れずに、橋を架けて、大河や湖を渡る人々がある。
人は筏を組んでいるのに、智慧ある人々はすでに渡ってしまった。

と思わず感嘆の言葉を発したそうです。これを「筏の譬え」と申します。

これは感興の偈（ウダーナ）といいまして、ブッダが感動したときに発した言葉です。この、ブッダがひとり呟いたことを後に残した文献があり、これも『ウダーナ』といいます。そして、ここのウダーナには、弟子たちとともに一瞬のうちに対岸に渡ったと書いてあるのです。これは実に不思議です。

この『大パリニッバーナ経』はパーリ語の古い経典の一つですが、実はこの経典と同じ内容の経典はほかにもいろいろな形で伝えられております。サンスクリット語で書かれたものもあります。それから漢訳・チベット訳もされ、漢訳にはさらに五種類ほどあります。そしてルーツを同じくするはずのウダーナの内容が、それぞれの経典によって違うのです。

違うところをいろいろ検討し、私なりに結論も出ているのですが、ここではこうした経典の比較検討はいささか学問的すぎますので端折りまして、代表的な文献を一つだけ掲げます。

先ほどから引用しているパーリ語の『大パリニッバーナ経』に対して、サンスクリットの『マハーパリニルヴァーナスートラ』には、次のように書いてあるのです。

深い淵を放棄して、橋を作って海や沼を渡る人々もある。
筏を作って渡る人々もある。聡明な人はすでに渡り終わった。

これは先ほどの『大パリニッバーナ経』の文句と、内容的にはほぼ同じです。サンスクリットも同様の句ですから、このウダーナというのは、間違いなく釈尊がそういうふうに称えたのであろう、ということがわかります。ところが、サンスクリットで書かれたこの経典は、かなり後に編纂されたものであるとされています。

後に編纂された証拠には、このウダーナに、さらに次の二つの句が付け加えられているのです。その二つ目の句は次のようになっています。

尊き師・ブッダは渡り終わった。
バラモン（ブッダ）は陸に立っている。

比丘らは河を泳いで渡る。弟子たちは筏を結んで作っている。

これはその情景描写になります。ブッダは対岸に渡り終わった。当時の人たちにとってバラモンというのは、尊敬されていた人たちですから、ブッダのことをバラモンと呼んでいます。このバラモンは陸に立っている、すなわちブッダは、対岸の陸にちゃんと立っているのです。結局、ブッダがいとも簡単に対岸に渡ったということは、これは涅槃に至ったということを示しています。すなわち、ガンジス河を渡るというそのことで、涅槃に至るということを象徴しているようです。「涅槃に至る」とは、「波羅蜜」のことであり、「到彼岸」（彼岸に到る）と訳されます。

「到彼岸」の原語は、「パーラミター」（波羅蜜）です。彼岸に到ること、完全さといいましょうか、最終的境地といいましょうか、そういう意味がこの波羅蜜にはあります。彼岸とは涅槃のことです。それで河を渡るということ、すなわち到彼岸（pāramitā）のうち、「pāram」というのが、「あちらの岸（彼岸）に」です。「ita」というのが「至った」ということですから、「到」です。あちらの岸に行くという、すなわち河を渡るという、そのことによって涅槃を示唆したということです。

いやむしろ、釈尊が涅槃を示唆したというよりは、釈尊が河を渡ったことによって、後の仏教徒たちが、これは釈尊がきっと涅槃を示唆したに違いない、と考え、そして「筏の譬え」として、ウダーナ（感興の言葉）をこの部分に挿入したのかもしれません。

「筏の譬え」によると、河を渡るときに釈尊は、ガンジス河のこちらの岸から向こう岸に、一瞬のうちに力士が伸ばした腕を曲げるように、曲げた腕を伸ばすように、そういうような速さで釈尊と直仏弟子たちは対岸に立った、と『大パリニッバーナ経』に説かれています。

六　最終目標としての涅槃の示唆

涅槃（彼岸）は、仏教の最終目標です。その彼岸に到るのに、ある人たちは、筏を組んで一生懸命河を渡っている。あのガンジス河を筏で渡るのはたいへんなことです。船でも流されてしまうようなところですが、それでも人々は危険を冒して渡っている。涅槃に至る道にはいろいろあるけれども、ブッダはいとも簡単に涅槃に至ったということです。

それはどういうことかといいますと、対岸、すなわち彼岸（涅槃と同義語）への道を意味しています。この河を渡るという行為によって涅槃とは何かということを示唆しているのです。

すなわち、ブッダはここで、まず最終目標は仏教にとっては涅槃であることを示されたわけです。涅槃に至る道にいろいろある。しかし真実の涅槃に至る道は、実はこれしかないと説いているのです。このあたりのところは、私は専門ではありませんので深入りはしませんけれども、易行道《いぎょう》、難行道というような問題がおそらくここに関わってくると思います。どうもブッダはここのところで、易行道による涅槃への道を示唆しているような気がいたします。

なぜ、易行道なのか、という問題については、次のサンスクリット原典を見るとわかります。

しかしまだ、この聡明でない覚りきっていない比丘たちは、河を泳いで渡っている。あるいは、また別の弟子たちは、筏を作ってその筏で一生懸命渡ろうと苦労している。

こういう文句がサンスクリットの同じブッダ最後の旅を伝える経典『マハーパリニルヴァーナスートラ』に付け加えられているのです。そのうえさらに、三つ目の句として、

もしも至るところに水が満ちているならば、泉に何の用があろうか。
ここで妄執の根を絶ったのだから、今さら何を求めるのであろう。

と付け加えられています。

これが、非常にわかりにくい文言ですけれども、これはどうやら、涅槃を得ている人にとって筏を結んだり泳いだりして苦労することがあろうか、ということをいっているのだと思います。したがって、このサンスクリットの経典には、非常に大乗的な影響を受けた仏弟子たちが、こういう文句をこの間に挟み込んだというふうに理解することができます。

ただ後で付け加えられたからといって悪いということではありません。付け加えるには付け加えるなりの理由があるわけです。その理由というのは、私が先ほど申しました

ように、到彼岸、彼岸に到るということは涅槃に至ることである。すなわち、釈尊がこのようにウダーナで称えたその意味は、智慧ある人々とは、きっと釈尊自らのことであろうし、その釈尊は涅槃にいる。この人生の最終目標たる涅槃への道を「筏の譬え」で示したかったのであろうということです。

私は一度この「筏の譬え」の問題について、この部分は難行道、易行道というなかで、易行道のことを釈尊が示唆しているのではないかと書いたことがあります（「現代と親鸞念佛に人間成就の道」『南御堂』394号、大阪難波別院、一九九五年）。まさに、比丘や仏弟子たちには難行道でも、釈尊には易行道であり、涅槃の境地に達したことを示唆しているような気がします。

「智慧」によって、いとも簡単に渡ってしまった。こういうことですので、私は『大パリニッバーナ経』のこの部分にとくに大乗的な考え方の萌芽を見出すことができると思います。その証拠には、先ほど申しましたように、「ブッダ最後の旅」を伝える同じ経典をルーツにしたいろんな経典がありますが、大乗的な影響を受けた漢訳経典には、ちゃんと「大乗の乗り物によって（河を渡った）」といった表現が出てくるのです。このように、奇跡とも思えるようなブッダの行動と、そのとき称えたウダーナに非常に大きな意味があると思います。

実は、これまで説いた教えは、先ほど言いましたように、パータリ村における、善いことをすれば天に生まれることができるという生天の教え、それから神々を讃えて、この土地には良い神がいる、こういう良い神のいる土地は栄えるであろうとか、非常に世間的な説法をしていくのですが、このブッダがガンジス河を渡った後の説法というのは、これから問題にします死の問題、あるいは老・病の問題、人間の本質の問題に触れた説法だけに変わっていくのです。

ですから、ガンジス河を渡るときに説かれた「筏の譬え」は、最後の旅路にあったブッダにとっても、非常に大きな境目になったわけです。

他の仏教聖典にも、ブッダが河を渡るシーンが何回か出てきますが、その場合もそこで非常に重要な説法をします。

また浄土系の文献に、有名な「二河白道」の譬えが出てきます。ある旅人が猛獣や賊に追われて、火と水のせめぎ合う大河にでくわした。その中央にわずかに火と水のない細い白道がある。こちらの岸では釈迦如来が「汝はこの道を進め」と言う。対岸では阿弥陀如来が「汝は一心正念に来たれ、われわれは汝を護ろう」と呼びかける。旅人は決心して対岸に向かってその白道を歩み浄土往生をとげたというのです。

臨床心理学の方で、河を渡る夢を見た場合、そこにはその人の人生の転機が象徴されているといわれます。そのような意味でもこの「筏の譬え」は、ブッダのターミナルケアにとっても、大般涅槃への心の転機というたいへん大きな意味をもつところであろうと思います。

ます。

七　流転輪廻の原因

ガンジス河を渡った後のブッダの説法は、非常に高尚なレベルの説法に変わっていきます。

たとえば、コーティ村において、人間というものは、流転輪廻する存在である。その流転輪廻の原因とは何か、ということを住民たちに説法するのです。

その答えは四諦《したい》（苦・集・滅・道という四つの真理）への無知であると教えます。すなわち、人生は「苦」であり、「苦」とは老、病、死に代表されます。その苦の原因（「集」）は無明にある。無明とは、真実を知ろうとしないことです。そしてその無明を「滅」した境地こそ涅槃である。その涅槃に至る「道」は八つの正しい生き方、八正道《はっしょうどう》（正見・正思・正語・正業・正命・正精進・正念・正定）であるという説法です。これは原始仏教の基本教義です。河を渡ってコーティ村に行き、そこの住民たちや比丘たちに流転輪廻の原因が四諦という四つの真理を知らないところにあると教えます。

この四諦の教えは、仏教医学にも応用できます。すなわち、病に苦しんでいる人がいたとします。医師は診察によってその原因（集）を究明します。そして、その病気の治った状態（滅）を知ることによって、治療・処方箋など病気への対処の仕方（道）を考えるのです。

八正道は人間としての正しい生き方です。まず正しい思想（正見）をもちます。それによって、正しい思惟（正思）、正しい言語表現（正語）、正しい行動（正業）がもたらされます。そのことが正しい生活（正命）なのです。正しい生活とは、正しい努力（正精進）、正しい記憶（正念）、正しい精神統一（正定）によって実践的なものとなります。

このように、その後の説法は、仏教の基本教義を淡々と教える説法に変わっていくのです。

八　人間の死後（法鏡の教え）

次にコーティ村からナーディカ村に行きます。今その村がどこにあるかははっきりしませんが、だいたい釈尊は十キログらいずつ歩いては二、三日逗留し、また十キロずつ歩いては二、三日逗留するという、そういう旅をしています。その二、三日の逗留の間に、その場所に適した大切な説法をするのです。住民や比丘たちがその説法を聞きにくるという旅を続け、その旅はずっと北に向かっているのです。

おそらく、先ほどの四諦を説いたコーティ村というのは、パータリプトラから対岸に渡ったあたりにあったと思います。それから十キロか十五キロほど行ったところに、ナーディカ村があったのでしょう。このナーディカ村では、どうもたいへんな疫病が流行っていたようです。たくさんの比丘やあるいは信者さんたちがばたばたと死んでいったと、経典に書かれています。

そこで仏弟子阿難が、釈尊に次のように尋ねます。

「尊い方よ、サールハという名の修行僧がナーディカで亡くなりました。彼の行き着くところは何でしょうか。彼はどこに赴いたのでしょうか。尊い方よ、ナンダーという名の尼僧が、亡くなりました。彼女の行き着くところは何でしょうか。彼女はどこに赴いたのでしょうか。またスダッタという名の在俗信者がナーディカで亡くなりました……」と、ずっと亡くなった人の名前を一人一人挙げていって、彼らは一体死後どこに行ったのでしょうかと、人間の死後の問題がナーディカ村で問われるのです。

当時の仏教では涅槃という最高の境地までに四禅、あるいは四無色《しむしき》というような、いくつかの段階があると考えられていました。それから、四向四果《しこうしか》といいまして、聖者の段階として預流《よる》・一来《いちらい》・不還《ふげん》・阿羅漢《あらかん》という覚りの段階があり、そのなかで阿羅漢の境地が仏弟子にとって最高の境地であると原始仏教時代には考えられていました。その上にブッダがいるわけです。仏弟子は阿羅漢にはなれるが、ブッダになることはできないのです。

それまでの段階には、先に述べた最高の境地に至って帰らないという段階（不還）と、最高の境地に行ってもう一遍帰ってきてまた行くというような段階（一来）とか、あるいは預流といいまして聖者の流れのなかに入る、すなわち仏教の聖者仏弟子への入門の段階がある。こういうように、涅槃に至るまでにいくつか段階が考えられていました。そのとき釈尊は、この人はこういう段階まで行った、また別の人はこういう段階まで行った、と一人一人ていねいに答えていきました。

先にも述べましたように、ヒンドゥー教といいましょうか、当時のバラモン教の考え方は流転輪廻といいまして、人間を含めて生きとし生けるものは輪廻を繰り返しながら次々生まれ変わるという考え方をもっていました。

これに対して、仏教では、仏弟子になった限り生まれ変わることはない、これ以上輪廻はしないと考えます。そういう輪廻しない段階が、聖者の四つの段階であるということで、ブッダは一人一人、死んだ人に対して、それぞれこの人は今までこういう行為をしたからこういう段階に至って、最終的には涅槃に至るのだと説いています。すなわち、永遠の涅槃の境地に至ることには間違いないけれども、涅槃の境地に至るための段階があると、そういうように説かれたのです。

ところが、その後も長い対話が続くのですが、釈尊は、これ以上は同じことの繰り返しになるからか、次のように言います。

「さて阿難よ、人間たるものが死ぬべきものであるということは、何も不思議なことではない。しかし、各々の人が死んだとき、そのたびごとに如来（ここでは釈尊自らのこと）のところに来て、その意味を尋ねるとしたら、それは如来にとって煩わしいことである」と。

「そこで、阿難よ、それ故に私はここに法鏡という名の法門を説こう。それを体得した聖弟子で望む者は、自己の今後を見極めることができるであろう」と。

それはどういうことかというと、「私にとって地獄は消滅し、畜生として生まれることは消滅し、餓鬼の境遇は消滅し、苦しいところや悪いところに堕することもない。私は聖者の流れに踏み入った者であり、私はもはや悪いところに堕するはずのない者であり、私は必ず覚りを極める者である」、すなわち必ず涅槃の境地に至るということです。
このように、自分で自分の死後を見極めることができると説くのです。死後の問題に対するブッダのこの回答というのはたいへん興味深いところです。もちろんこれは原始仏教の時代のことであります。その後仏教は大乗仏教、さらに中国・日本の仏教まで発展していきますから、それぞれの宗派でさまざまなところで、種々の解釈の仕方があるし、説明の仕方があると思いますが、少なくともこの原始経典に関する限り、死後の問題についてこのように説明しています。その問題を解決するために、法鏡という名の法門を説こうというのです。

この法鏡という名の法門はどういう法門かと申しますと、これを仏教の教義学では四《し》不《ふ》壊浄《えじょう》といいます。①仏に対する浄信（清らかな信仰）、②法に対する浄信、③僧に対する浄信、僧というのは教えを伝える人々の集まり（僧伽）という意味です。そして、④その僧という仏弟子の集まりは、正しい道理に従って実践しており（後に聖戒成就といわれます）、敬うべく、尊ぶべく、合掌すべく、世間の最上の福田《ふくでん》（幸福をもたらす田畑のようなもの）であると浄信するのです。不壊浄というのは、壊れることのない信仰心、という堅い信仰心のことをいいます。

そういう、仏に対する浄信、法に対する浄信、僧に対する浄信、その僧というのは聖戒成就であると浄信する。この僧（僧伽）の一人一人は素晴らしい清らかな戒律を成就しているという条件がついています。そういうことに対する浄信、そういう浄信をしっかり保ってさえいれば、その人には地獄は消滅し、畜生として生まれることは消滅し、餓鬼の境遇は消滅し、苦しいところや悪いところに堕することはないと。自分はこういうように必ずや覚りを究める者であると信ずる。私はここのところが非常に興味深いと思います。

この法鏡の法門、これをしっかり保っていれば、自分の未来を見極めることができる。私は必ず覚りを究める者であると見極めることができるのです。法鏡の法門ということと人間の死後の問題という、この箇所は、死という問題に直面しているターミナルケアの現場においてもたいへん大事な箇所だと思います。ターミナルに直面した人は、死を恐れています。その死後の問題をどう捉えるか、釈尊は明らかにここでその回答を示しています。しかもそれがブッダ最後の旅において説かれた教えなのです。この最後の旅路で説いた教えというのは、ブッダの亡くなる直前のことですから、仏弟子はその言葉を鮮明に耳に残しているはずです。聞いたことをちゃんと忘れずに伝えている。もう一ついえば、最後の旅でブッダが言った言葉のなかにブッダの本音というものが込められているのです。そういう意味でも、私は『大パリニッバーナ経』という経典は重要であると思います。

九　病の克服

このナーディカ村での説法の後、ブッダはヴェーサーリーあたりまで説法をしながらやって参ります。このあたりで雨期に入ったようです。インドでは雨期になると、たびたびスコールがやってきて、洪水になったりしますから、托鉢によって生活している比丘僧団としての集団行動が難しくなります。そこで比丘たちは、雨期の間は遊行せず、雨の間をぬって托鉢できるように、いくつかの小グループに分かれて、托鉢しやすい集落の近くに一時的に定住し、修行をしたり、勉強会のようなことをします。それを雨安《うあん》居《ご》または安居といいます。釈尊一行の集団は、このヴェーサーリーあたりで雨安居に入ります。
ブッダは、阿難と二人でこのヴェーサーリーという大きな都の郊外にあるヴェールヴァ村に移ります。そこで雨安居に入るときに、ブッダはたいへんな病気になるわけです。この経典に次のような文言があります。

さて、尊師が雨安居に入られたとき、恐ろしい病が生じ、死ぬほどの激痛が起こった。しかし、尊師は心に念じてよく気をつけて、悩まされることなく、苦痛を堪え忍んだ。そこで、尊師は元気を出して病苦をはね返して、生命の衝動（命行）を留めていらっしゃった。すると、尊師の病苦は治まった。

この命行《みようぎよう》（ジービタ・サンカーラ）というのは、ある一種のエネルギー（気力）のようなものです。修行者は、死にそうになっても、今までの修行による生命の衝動ともいうべき気力で、自分の命を留めることができるとされます。釈尊は死ぬほどの病気になったけれども、この命行を留めて気力でそれを克服したのです。

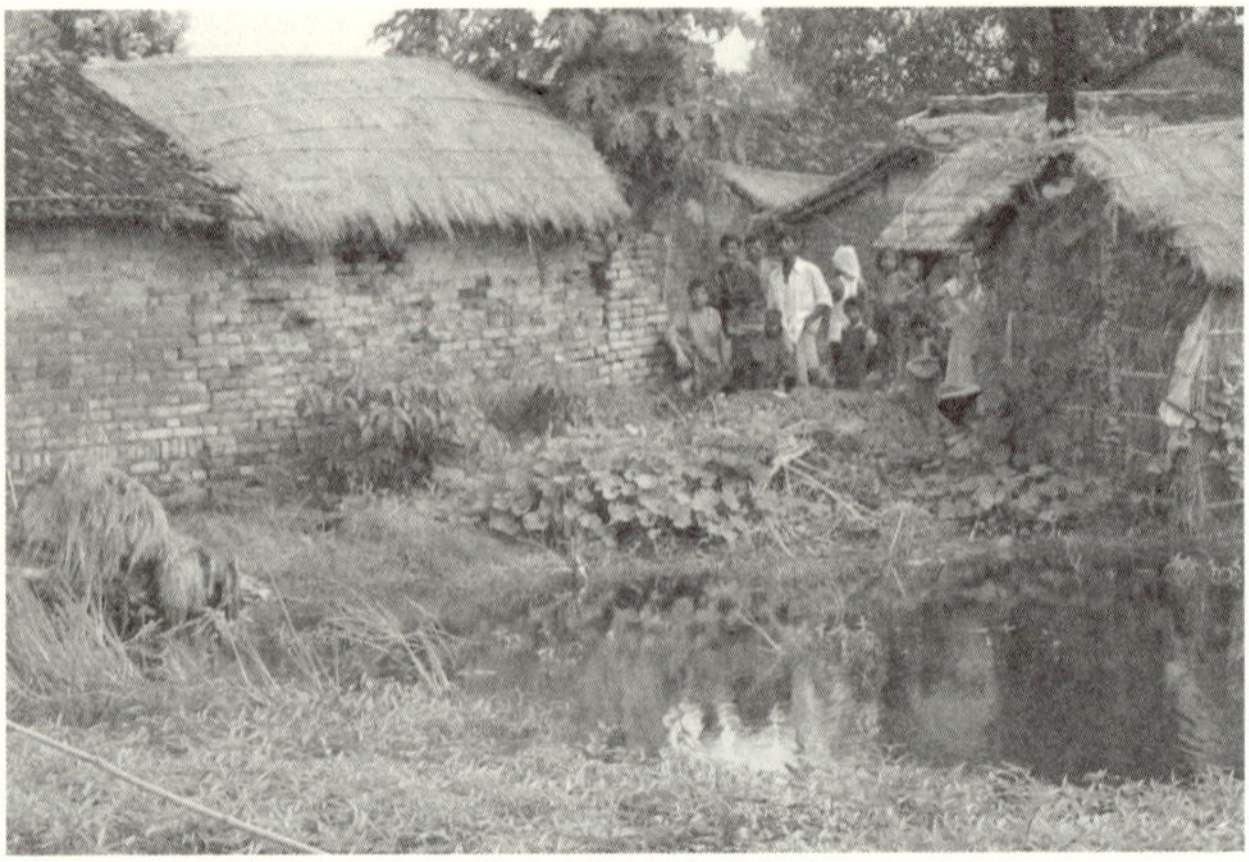

ヴェーサーリー郊外のヴェールヴァ村（ブッダが安居に入った村）と思われる場所。

これについては、後の註釈文献などを見ますといろいろな解釈の仕方があるのですが、一種の精神統一のようです。禅定のある深い段階、その精神統一によって釈尊は、死ぬような自分の病を克服して病苦は鎮まったとされます。現在でも、ターミナルケアの現場で、当然死ぬはずの人が、ご自分の気力によって雄々しく生きている事例を数多く聞いたことがあります。

なお、この経典には、このほか「有行《うぎょう》」とか、「寿行《じゅぎょう》」という生命力のことが出てきますが、後で紹介したいと思います。

いずれにせよ、原始仏教の時代に、この生命の衝動というような生命観があったというのは非常に興味深いことです。

この命行という生命を「留める」というときの原語は、加持祈禱のときの「加持する」（アディティッタティ）という動詞を使います。生命の衝動（ジービタ・サンカーラ）、すなわち命行を留めてというなかの「留めて」というのは「アディッタータヤ」という言葉で、「加持して」という意味です。「精神集中によって」命行を留めるわけです。

加持祈禱というのときの「加持」というのは、もともとそういう意味があるのかもしれません。命行を加持して病を克服したのです。仏弟子の阿難が後で告白しています。「釈尊が病気のときに私はどうしようかと思いました。心が動転して私はどうしていいかわかりませんでした」と。釈尊はそれほどひどい病気になっていたのです。

それを克服して釈尊の病気は治癒します。しかし、もうこのあたりで、釈尊は随分体が弱っておられ、老いということを自覚されていたということがわかります。その釈尊の老いという問題に関する考え方について、この経典をもとにして、次章で申し上げたいと思います。

十　老の克服

ヴェーサーリーには、私は何回も行ったことがあります。そこは、ブッダのおられた当時はにぎやかな商業都市で、人口もたいへん多く、都中に活気が満ちて、色とりどりの服を着た貴公子たちが闊歩していたそうです。今でいえば暴走族にあたるような若者が、牛車や馬車を乗り回していたり、遊女アンバパーリーという絶世の美女がいてたいへん人気があったというように、ヴェーサーリーの都の様子が経典には細々と描かれています。色とりどりの幕が垂れて、非常に華やかであった、そういう都がヴェーサーリーでした。ところが今行きますと、人口でいうとせいぜい千人か二千人ぐらいの村でし

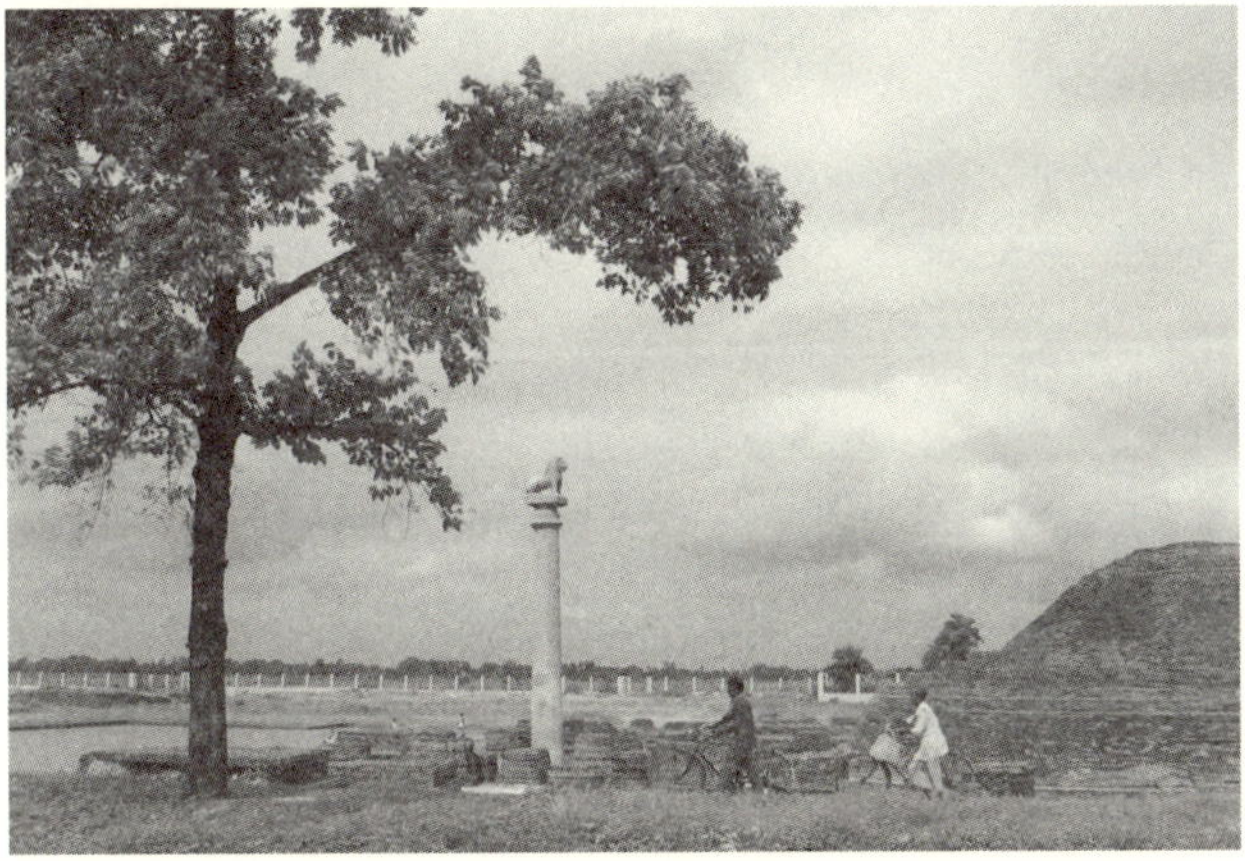

ヴェーサーリーに立つアショーカ王石柱とストゥーパ跡。

て、静かで、王宮の跡が広々と眠り、壊れたストゥーパ（仏塔：後にブッダの遺骨が発掘された）、あるいはライオンを柱頭にしたアショーカ王の石柱が残っているぐらいです。私の著書『人間仏陀〈改訂増補版〉』（文栄堂、一九九九年）にそのあたりのことを詳しく書いておきましたが、そういう都の跡でした。その郊外には、広々とした農耕地域、あるいはバナナ畑が広がっていますが、おそらく釈尊が安居に入って、病気になったベールヴァ村もそのような佇まいのなかにあったのだと思います。

ここへ私は大谷大学の学生を何回も引率して行ったことがありますが、ちょうど雨期末の九月の頃もありました。雨期のこの時期は、暑くて衛生状態も悪く、今でもたまに村の道端で菓子屋さんがお菓子類を手押し車にのせて売っていますが、その菓子には真っ黒になるほどハエがたかっていまして、村の子どもたちはそういうハエがたかっている菓子を買っては食べています。今でもそのように衛生状態が悪いのです。釈尊の時代でもそうであったと思われます。

そのようなところを旅するわけですから、いろいろな伝染病にかかることもあるでしょう。釈尊もそのように体調を崩したのですが、そこで生命力によって病気を克服したのです。

実は京都ビハーラの会の看護師さんたちとこの経典を輪読したときに、この部分について、看護師さんたちから声があがりました。ガン末期のターミナルの患者さんのなかにも気力によって延命できる人がいるそうです。医師や薬の力で延命するのではなくて、精神力によって延命するのです。その気力による力というのは、ターミナルにある患者さんにとってはとても大事であるということです。また、気力によって生きようとしている、その人の姿というのはたいへん光輝いているといいましょうか、素晴らしい生き方です。まさに釈尊も今にも息絶えかけた状態になった。それを克服して、さらにこの後も素晴らしい生き方を続けることになります。

しかし、釈尊はこのときよほど体調を崩したとみえて、弱音とも思えるような言葉を吐き始めます。まさに老いと死の自覚であります。先ほどもちょっと触れましたように、「私は釈尊の状況を見て、もう本当に心が動転いたしました」と阿難が告白します。それを聞いた釈尊は仏弟子阿難にこのように応えます。

「阿難よ、私はもう老い朽ち、歳を重ね老衰し、人生の旅路を通り過ぎ、老齢に達した。我が歳は八十になった」

ここに八十という数がはっきり出てきます。この箇所が釈尊が八十歳で亡くなったということの根拠になっているのです。「我が歳は八十になった。たとえば古ぼけた牛車が皮紐の助けによってやっと動いていくように、おそらく如来の身体もようやくもっているだけだ」と。

ここに「如来」という言葉が出てきますが、この原始経典で如来という言葉が出てきたときには、これは釈尊がご自分のことを言うときに使われます。これは後の大乗仏教の如来とはまた違います。原始仏教では釈尊がご自分のことを如来と言っているのです。

如来という言葉の原語は「タターガタ（Tathāgata）」です。この「タターガタ」というのは、「その如く行った人」、あるいは「その如く来た人」、あるいは「その如く達した人」というような意味をもちます。言語学的な話でわかり難いかもしれませんが、パーリ語で「その如く（tathā...）」という言葉があったら、その前に「ヤトハー（yathā...）」という言葉があるものです。その「yathā...」が省略されてタターガタと言っているのです。この「ヤトハー」は「……の如く」という意味なのです。「ある人が何々した如く、その如く到達したもの」、こういう意味に使うときに如来といいます。原始経典で如来という言葉が出てくるとき、この本の最初に申しました過去仏の思想が関係してきます。このブッダがこの世に生を受けるずっとずっと以前に、また別のブッダがおられた。その前にもまた別のブッダがおられた。そして、おそらくそのような「過去の仏が「到達した如く、その如く」私も覚りの境地に到達した」という自覚の言葉、これが「如来」という語の最も基本的な意味です。

したがって、釈尊が「如来が」と言ったときには、これは過去の諸仏を背負った言葉であるということです。「私は」と言ったときの「私は」という言葉は軽い。それに対して「如来は」という言葉は過去を背負っている重い言葉です。釈尊は阿難に「この如来の身体も皮紐の助けによって、もっているのだ。しかし、阿難よ、如来があらゆる思惟の対象を心に留めることなく、一部の感受作用を滅し、思惟の対象のない精神の統一に達して住するときには、阿難よ、そのとき如来の身体は安穏となる」と述べます。

すなわちこの釈尊が命行を留めたそのときには、精神統一の力によって寿命を存《なが》らえた、すなわち死を克服したのです。私は老齢に達してしまったけれども、あらゆる思惟の対象を心に留めることなく、一部の感受作用を滅し、思惟の対象のない精神の統一に達して住するときに、そのとき私の身体は安穏となると、老いの克服の道をここに釈尊は説いています。

老齢に達したけれども、皮紐のような骨皮筋右衛門のようになってしまったけれども、しかし私の精神統一の力によって、如来の身体は安穏となったのだと阿難に告げて、老いの克服の道を説いているのです。そして、その後に有名な「自灯明の教え」という説法をいたします。

「自灯明の教え」というのは、「それ故にこの世で自らを島とし、法を島とし、自らを帰依処とせよ」という教えです。この「自らを島とし」というのは、パーリ語の原語では「島」という意味になっているのですが、島といっても厳密には「島」よりは、「洲」の方が正確な訳し方です。実はこの原語は「ディーパ（dīpa）」という言葉です。この「洲」というのはいわゆるガンジス河などの大きな河のなかにある中洲のことで、大洪水でも決して水没することのないところ、それが洲（ディーパ）なのです。

ところがディーパ（dīpa）には「灯明」という意味もあります。この原語には「島」という意味と「灯明」という二つの意味があるのです。それで、どうやらこの経典を中国で漢文に翻訳したとき、「灯明」と理解したようです。

インドでは雨期に洪水が起きます。私は雨期にも乾期にも行きましたが、雨期に行ったときにはあたりが水浸しになります。しかし水に沈まない部分というのがあります。その洲には人間も動物も虫も蛇もなにもかも集まってきます。そこでなんとか生き延びる、安全な場所となるのです。

そういうような、大洪水のときにも決して沈まないような安泰な場所という意味で、「ディーパ」という言葉を使っているのですが、中国では「ディーパ」という言葉に灯明という意味があるため、国民性でしょうか、中央アジアや中国の人にとって、何か頼りになるという意味でこの「ともしび」という言葉が実感をもったのでしょう。「暗中の灯」というイメージが強かったのか、それに影響されて中国の人は「灯明」と訳したようです。それがまた日本に伝わってきまして、「自灯明法灯明」という有名な説法として定着してきました。しかし、パーリ語の原語をよくよく調べてみますと、「灯明」というところが実は「洲」という意味なのです。それで「自らを洲とし」というその洲というのはそれほどの重みのある意味で、自らを帰依処とするわけです。

「他人を帰依処とせず、法を島とし、法を帰依処とし、他のものを帰依処とせずにおけ。そういう人々がいるならば、彼らは私の比丘として最高の境地にあるであろう」

これは実は釈尊が自分の死をはっきりと自覚して、自分がいなくなったら比丘たちは右往左往するであろう。そういうことを考えたのでしょう。自分の老いさらばえたことを自覚し、そのことを阿難に伝え、自らを洲とせよと言われたのです。

ただ「自ら」という場合の「自ら」は、その後にありますように、必ずや「法」を前提としたものなのです。法というのはまさに釈尊の説いた教えですから、法というものに基づいた「自ら」です。

だから、法というものに基づいた自らを洲とし、拠り処として生きなさい。そう説いているわけです。そうすれば、彼らは私の比丘として最高の境地となるであろうと言われます。このことは「法を拠り処とした自ら」というところを強調すべきで、釈尊の説いた教えに基づいて、自らを拠り処とせよ、ということですから、これは自力・他力の問題に関わる問題ではなくて、法というものを大事にせよという意味です。

またこの頃、かつてのオウム真理教や法の華というような破壊的カルトの問題もあり、こういうものに惑わされないように、という戒めにもなろうと思います。この「自灯明」すなわち自らを洲とせよという教えは、この正しい法に基づいた、自らをしっかりせよということに繋がると私は思います。

釈尊は自らを島（洲）とせよという教えを残すことによって、自ら死を予知し、さらに旅を続けるわけでありますが、実はこの後たいへん興味深いことが起きます。

十一　現実讃美と死の予告

釈尊はそのように自灯明の教えを説いた後、雨期が終わったのでしょうか、ヴェーサーリーという都に戻ります。ヴェーサーリーは、釈尊にとって素晴らしく気に入った場所であったようです。住民たちも釈尊の教えをよく守り、最初に七不退法《しちふたいほう》ということを申し上げましたが、ヴェーサーリーは七不退法の基になる種族法を正しく守っている理想的な社会でした。

ヴェーサーリーの都に戻り、都で托鉢をしてきた後、釈尊はここで周りを見回しながら、次のような現実を讃美する感嘆の言葉を発します。

「阿難よ、ヴェーサーリーは楽しい。ウデーナ霊樹の地は楽しい。ゴータマカ霊樹の地は楽しい。七つのマンゴー霊樹の地は楽しい」

霊樹というのは「チェーティヤ」という場所のことで、大きな木を中心にしたいわゆる鎮守の森のような場所です。こういう霊域はインド各地にあって、比丘たちはそういうところで生活しました。ヴェーサーリーにもあちこちにこのような霊樹の地があったようです。釈尊もそのような場所で生活し、その場所が素晴らしいということを盛んに讃美するわけです。

なぜこのような言葉が出てきたのでしょうか。しかもこれは釈尊が今にも亡くなりそうな病気にかかった後です。そして、自分の生命力を克服して健やかな体になった直後です。

京都ビハーラの会のメンバーである看護師さんたちとこのあたりを輪読していますと、そういうターミナルのガン末期の患者さんたちと接したことのある看護師さんはおっしゃいます。ある時期を克服した、今にも死にそうな時期を克服して立ち直った、その患者さんたちが現実の素晴らしさを振り返り、あるいは自らの過去を振り返り、素晴らしかった人生を回顧することがよくあると。

釈尊もおそらくそうであったのではないかと思います。まさに、人間ブッダです。本当に釈尊を人間として見ると、釈尊にも病気の後、そういう現実の素晴らしさ、そしてご自分の大好きなヴェーサーリーという場所にいたことも喜び、これを讃美したことが経典に細かく述べられています。また、この後にも、かつて王舎城にいたとき、城内の各地の素晴らしかったことを回顧しています。これもおそらく、直弟子阿難が側にいたのですから、しかも、この経典は阿難が後の人のために伝えた経典ですから、釈尊は間違いなくそういうことを言ったのだと思います。サンスクリットの経典では、「この世界は美しいものだし、人間のいのちは甘美なものだ」と釈尊が述懐したことになっています。

ところが、現実を讃美し、生を喜ぶ釈尊につけこむように、悪魔が出てきます。実はこの悪魔は死を象徴するものです。

「尊い方よ、尊師は涅槃にお入りなさい。今こそ尊師のお亡くなりになるべき時期です」

現実を喜び、満足しきった釈尊につけ入って、悪魔は今のうちに死になさいと誘惑いたします。これはまた釈尊の死との戦いだと思います。人間が死に臨むときには、やはり死と闘うという時期が必ずあると思うのですが、そのような死との闘いということを悪魔の来襲、魔王が現れるということで、この経典は象徴的に述べています。この場合、「涅槃に入れ」ということは、釈尊にとっては「死ね」ということです。

そこで尊師は悪魔に次のように言われました。

「悪しきものよ、汝は心焦るな。久しからずして如来の涅槃が起こるであろう。今から三ヵ月を過ぎて後に、如来は亡くなるであろう」と。

「そこで尊師は、チャーパラ霊樹の下において念じ、よく気をつけて、寿命の衝動（寿行：アーユ・サンカーラ）を捨てられた」という記述があります。

先ほど、釈尊が病気になられたときは命行《みょうぎょう》（ジービタ・サンカーラ：生命の衝動）を留めました。ところが、ここでは、命行とは別の生命力である寿行《じゅぎょう》を放棄したのです。寿行とは与えられた生命力のことをいいます。釈尊は以前には、ご自分の気力によって命行を留めたのですが、ここでは寿行を放棄するのです。与えられた生命力を放棄するということは、もう命を自然に任せるということです。

このとき釈尊は次のような感興の言葉（ウダーナ）を発されたそうです。

「量られ、また量られない身の成立するもとである生存の素因（有行：ブハヴァ・サンカーラ）を聖者は捨てた」と。

「有行《うぎょう》」とは、輪廻による再生をもたらすもとになるような生命力のことです。ここに、生命力に三種類の言葉が出てきたことは興味深いと思います。死ぬはずの命を気力によって留めるような生命力を「命行」、自分に寿命として自然に与えられた生命力を「寿行」、そして、輪廻をもたらす、生きたいと思う生命力を「有行」というのです。

たしかに釈尊はこのときに、自分の死が間近であると自覚されたのだと思います。ただこの三ヵ月後というのが問題です。ターミナルケアに関わる看護師さんの話では、亡くなる前の三ヵ月というのは非常に意味のある期間だそうです。それは、結果的に亡くなったとき、あの人には三ヵ月前にこういうことがあった、こういうことを言った、こういう状態であったというような特徴的なことがよくあるとのことです。先ほど申しましたように、釈尊が「ヴェーサーリーは楽しい」と現実を受け入れて談笑したり、また

「王舎城は楽しかった」と過去を懐しむというようなことが、ターミナルの現場でもあるということです。それと、医学的にターミナルステージの場において死の三ヵ月前というのは、患者さんの体の自由がきかなくなり、延命治療をやめて、苦痛の緩和など現実にターミナルの措置をとり始める時期ともいいます。そういう意味でも、この「三ヵ月」という言葉は注目すべきだと思います。

ここで釈尊は三ヵ月後に亡くなるということを予告します。これは自分の死期を自分でだいたいわきまえていたことになろうかと思います。ところが、後の仏教徒たちがこのことの解釈をいろいろするようになります。後に大乗仏教になって、釈尊を神格化していく時代があります。ご自分の死を認めたということは、釈尊が悪魔に負けたということになりますから、せめて釈尊が悪魔に負けたことにならないように、三ヵ月というように自ら寿命を予告したから、これで釈尊は悪魔に負けたことにならないのだ、というような弁解をしている論書があります。

それは釈尊を神格化しているからに違いありません。悪魔が死を象徴するとすれば、釈尊は悪魔に負けるしか仕方ありません。人間は死を逃れることができないのですから。

だからもう一つ言えば、そういう今にも死にそうな釈尊も、少なくとも三ヵ月は寿命に従って生きて、その間にやるべきことをやりたいという希望がおそらくあったと思います。尊師が寿命の衝動（寿行）を捨てられたときに、大地震が起こったと経典には書いてありますが、これは後の仏教徒たちが付け加えたところです。

釈尊が死を認めたということは、仏教徒にとってたいへんなことです。そういう一大事には地震が起きるとされています。釈尊が生まれたときにも、亡くなったときにも地震が起きています。日本と違ってインドには地震はめったにありません。仏典に地震が出てくるときは、そういうまたとない珍しいことであると考えたらよいと思います。

その後雨期が終わったのでしょう、釈尊はいよいよ旅立つことになります。これから先を急ぐのです。ちょっとこの後を読んでみたいと思います。

しかし阿難よ、私は予めこのように告げておかなかったか。「愛しく気に入っているすべての人々とも、やがては生別し、死別し、異処に至る」と。阿難よ、生じ、存在し、作られ、壊滅する性質のものが、壊滅しないようにということが、この世でどうしてあり得ようか。このような道理は存在しない。

すなわち人間はどんなことがあっても死を免れることはできない。そのことをまた釈尊は阿難に説くわけです。愛しく気に入っているすべての人々とも別れなければならない。「生別」「死別」はわかると思いますが、「異処に至る」ということは、生まれ変わるということです。当時の人々は輪廻を信じていましたので、別の生存として地獄・餓鬼・畜生とかさまざまな存在に生まれ変わるということを「異処に至る」というのです。仏教は輪廻を一応認めながら、今生以後の輪廻を否定しますが、しかしその仏教を信じない人にとって、輪廻はあるわけです。だから、「異処に至る」ということも釈尊は言っているのです。

そしてその後、これは遺言になりますが、「我が齢は熟した。我が余命は幾ばくもない。汝らを捨てて私は逝くであろう。私は自己を帰依処とすることを成しとげた……。」

これは先の「自灯明の教え」に通ずることですが、このことをまた後の比丘たちにも教え諭すわけです。

「私は自己を帰依処とすることを成しとげた。汝ら比丘は怠ることなく、よく気をつけて、よく戒を保て。その思いをよく定め、統一して己が心をしっかり守られよ。この法と律とに努め励む人は、生の輪廻を捨て、苦しみも終滅するであろう」と。

このようにご自分の三ヵ月後の死ということをはっきりと告知した後、今読みましたように、後に残る比丘たちによく気をつけて、戒を保っておけという、この励ましの言葉を遺します。これが釈尊の寿行を放棄した後の説法で、悪魔に三ヵ月後のご自分の死を告知した後の言葉です。本当に淡々とした釈尊の言葉であると思います。

周りでは、それを比丘たちや在家信者たちが聞いています。まさにこのターミナルステージの上にある釈尊が、自分の死を予知したうえで、周りの人に説法をしている、その様子がよくわかると思います。

その後、このヴェーサーリー市において托鉢をして、托鉢から帰ってきて食事を終えて（この後がおもしろいのですが）、ちょうど象が眺めるようにヴェーサーリー市を眺めて若き人阿難に言ったとされます。

「阿難よ、これは如来がヴェーサーリー市を見る最後の眺めとなるであろう。さあ、阿難よ、バンダ村へ行こう」

これがそのヴェーサーリーとの最後の惜別ですが、釈尊がヴァッジという国のヴェーサーリーという都をいかに愛されていたかということがよく窺えます。「象が眺めるように」というこの表現は、象が振り返るようにという意味ですが、象はそのままでは振り返ることはできません。象が振り返るには、体全体を向けなければなりません。原始経典で、象が眺めるようにという表現はよく出てきますが、これはいかに名残惜しいかという最大限の表現です。このように、釈尊はヴェーサーリーの人々と別れを惜しみます。

釈尊がヴェーサーリーに名残惜しかったと同様に、ヴェーサーリーの人たちも三ヵ月後に入滅を予告されていますので、名残惜しくていつまでも釈尊についてきたと経典には書かれています。そのことはまた、七世紀頃、中国から難路を押して、はるかインド（天竺）に求法の旅に出た玄奘三蔵も、『大唐西域記』に次のように記録しています。

ここ（クシナガラ）から東南に行くこと十二由旬《ゆじゅん》に、もろもろのリッチャヴィ族（ヴァッジ国の主な種族）が、仏の般泥洹《はつないおん》（大般涅槃）〔に赴かれるの〕を追おうとした処がある。しかし、仏はこれを許さず、〔リチャヴィ族は〕仏を慕って帰ろうとしなかった。そこで仏は化して（神通力を使って）大きな深い塹（堀）を作り、渡って来ることができないようにした。〔そして〕仏は信（遺品）として仏鉢を与え、彼らをその家に帰らせた。その処に石柱が立てられ、上に銘題がある。

クシナガラから十二由旬といえば、およそ百三十キロほどであり、クシナガラの東南百三十キロとしますと、ちょうど今のケッサリアのあたりになります。実は、このケッサリアから、四年前にインド最大ともいえる大ストゥーパ跡が新たに発掘されました。私は一昨年（二〇〇三年）、学生たちとこのストゥーパを訪れる機会がありました。バスで行ったのですが、ストゥーパまでに幅二十メートルほどの川があり、その川の橋が洪水で流され、それから先はバスが行けません。それで、竹で編んだ細い橋を歩いて渡り、その先は「リキ車」（自転車の後ろに二輪の台車がついた二人乗りの人力車で、インドで最も便利

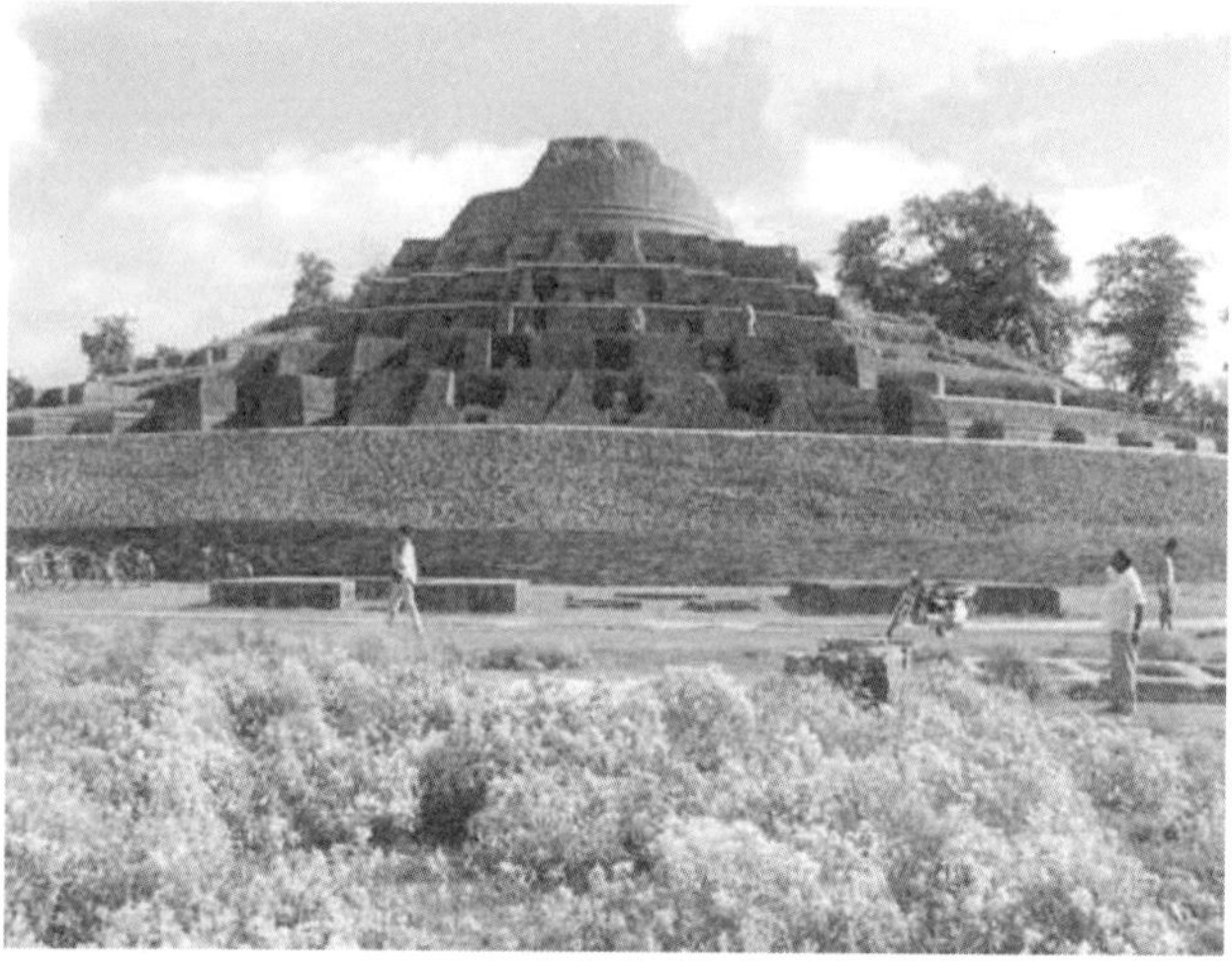
ケッサリヤの大ストゥーパ跡。ヴァッジ国の人々とブッダが名残を惜しんだ。

な交通手段）に分乗して、そのストゥーパを見学しました。「深い塹」がこの川だとすると、まさにこの記述にぴったりの遺跡です。このことを記念に、ここに後にストゥーパが建てられたものと思われます。石柱といえば、アショーカ王の石柱だと思いますが、それはまだ発掘されていません。

このストゥーパの上に立ちますと、一面に肥沃な農地が広がり、はるか遠方にヴェーサーリーのあたりが見渡せます。釈尊にとって、ヴェーサーリーはそれほど名残惜しかった場所なのでしょう。釈尊はこのあたりで、ガンジスの支流である大河「ガンダク河」を渡られ、さらに北西に足を進めたと思われます。

そんなに素晴らしいところならもっといてもよかったと思いますが、三ヵ月後の死を予知していますから、釈尊には三ヵ月間に行くべきところがまだあったと思われます。これが私はおそらく生まれ故郷カピラ城であったのではないかと思うのです。出発地のラージギル（王舎城）から最後の地であるクシナガラまで線を引いて、その線をずっと延ばしたところに、生まれ故郷のルンビニーやティラウラコットがあるということは最初に申しました。

釈尊はヴェーサーリーからクシナガラを通り、さらに三ヵ月ぐらい後には、このカピラ城に行きたかったのではなかったかと私は思いますが、ご老体の釈尊は心だけ急いで、思うように足が進まなかったのだと思います。

十二　病の旅

釈尊は、さらにバンダ村を経て、北西に向かって歩みを進めます。釈尊はヴェーサーリーが名残惜しいけれども、間違いなく、さらに行きたいところがあったからだと思います。その行きたいところは、まさに生まれ故郷であるカピラ城であったのであろうと思うのです。そういうようにして北西へと、一直線にカピラ城へ向けて旅を続けています。

実はこのヴェーサーリーを出てからクシナガラに至るまでに、クシナガラの直前にパーヴァー村（チュンダの村）があります。現在はファジルナガルと呼ばれていますが、どうもそこまでのルートがはっきりしません。またこの『大パリニッバーナ経』という経典にもそのあたりのところについてはあまり詳しい記述はありません。いずれにせよ、釈尊は旅を続けながら先を急がれるわけです。

そして、クシナガラの手前のパーヴァー村でたいへんな問題が起こります。そこにはチュンダという熱心な仏教徒である鍛冶屋さんがいました。釈尊ら一行は、その鍛冶屋さん宅に食事に招待されるのです。

釈尊や仏弟子が遊行をしているとき、遊行の先々にお金持ちの人たちがいるわけですから、托鉢で食を得る以外に、その招待によって、お坊さんたち一同がみんなそこに行って、食事の提供をうけるということがたびたびあります。

パーヴァー村では鍛冶屋さんのチュンダという人が釈尊を招待し、そこで食事を提供するわけです。ところがそのときのことが経典に次のように書かれております。

さて尊師がチュンダの施食を食べられたとき、激しい病が起こり、赤い血がほとばしり出る死に至らんとする激しい苦痛が生じた。尊師は実に正しく念じ、よく気を落ち着けて悩まされることなく、その苦痛を耐え忍んでおられた。

これはあくまで耐え忍んでいたのであって、この苦痛は治っておりません。その病気というのはたいへんな下痢を伴う腹痛です。それも赤い血がほとばしり出る下痢です。このときに食べたものは何であったかについては、学界で議論のあるところでして、一説で南方仏教の伝承によりますと、これは豚の肉、やわらかい野豚の肉ということになっており、北伝の伝承ではきのこ料理ということになっています。一体豚なのか、きのこなのかという論争があり、決着はついていませんが、それはどちらでもよろしいと思います。

ただお坊さんが豚の肉を食べたというのは、日本で聞くと何かおかしいような気がするのですが、これは現在スリランカやタイ、ミャンマーあたりのお坊さんでもそうですけれども、施食、施されたものであればそれは肉であっても食べます。いわゆる日本でいう精進料理のようなものが用意されるわけではありません。

施されたものであれば何でも食べてもよいわけですが、ただし、そのお坊さんのため

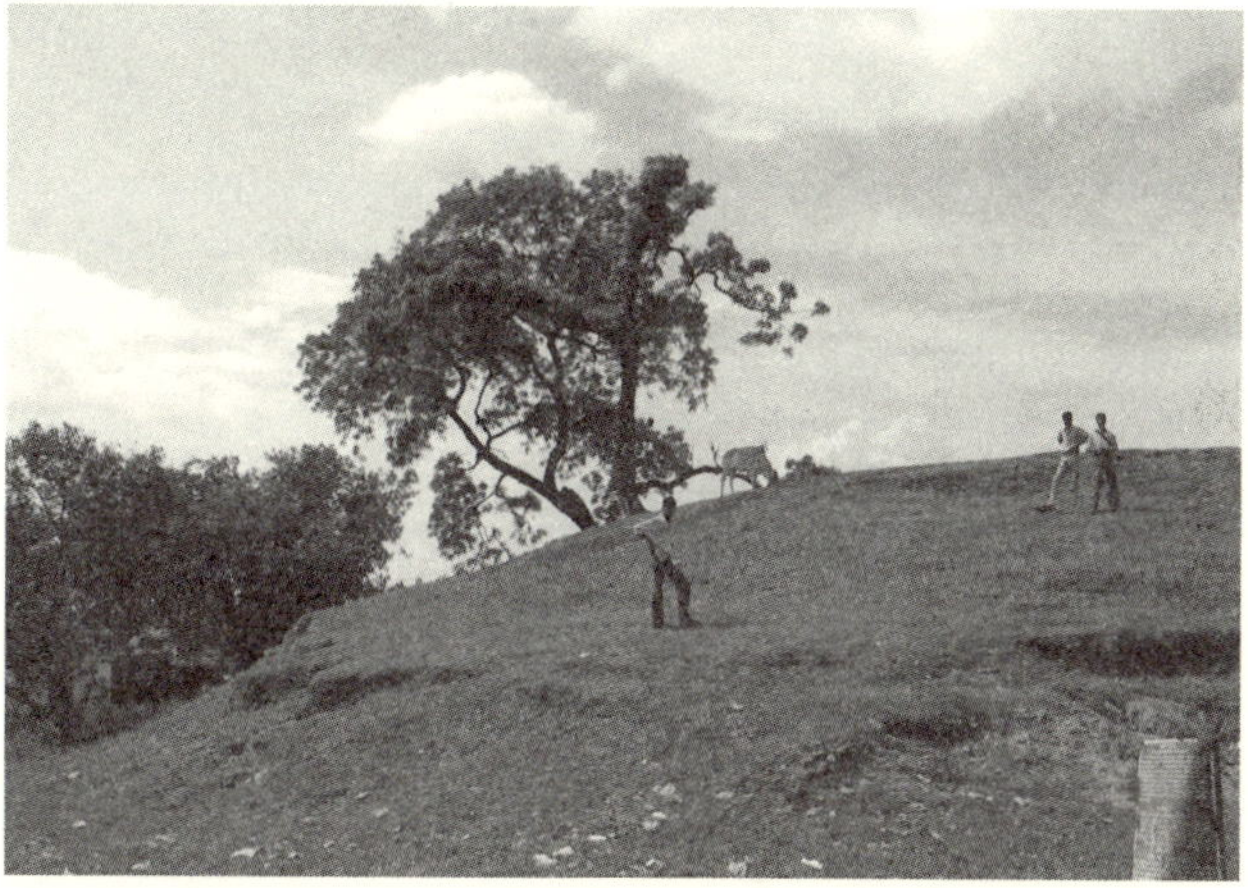

チュンダの村のストゥーパ跡。ブッダはここで最後の食事をされた。

に、ブッダのために殺された肉であったら、食べてはいけないという戒律があります。いずれにせよ、釈尊の病気はどうもそのときの食事が引き金になったようです。

以前に釈尊が病気になったときは、命行を留めることによって克服しました。しかし、釈尊はすでに悪魔の誘惑によって寿行（与えられた生命）を放棄してしまいました。生きる自然の生命力に任せるといいましょうか、そういうように悪魔の誘惑によって寿行を放棄して、そして「私は三ヵ月後に入滅するであろう」と悪魔に予告してから、その三ヵ月後に釈尊は再び病気になるのです。

このときは苦痛を忍んでいたのですが、その後が実は問題のある箇所です。「下痢をしながら尊師は言われた、『私はクシナガラの都に行こう』」と。そして病気のままに、先を急ぐのです。その間にも釈尊はいろいろな説法をしています。クシナガラへ行こうと、下痢をしながら、しかも血の出るような下痢をしながら、さらに先を急いでいるのです。

釈尊はチュンダの招待で食事をして以降、下痢をしていますので、一切食事をとっていません。そのため、釈尊最後の食事はチュンダの施食であるというようにいわれています。今でもチュンダ村にストゥーパの跡が残っていまして、それは最後の施食を記念して建てられたものであるとされています。

ところで、仏教の聖地に八大聖地といわれるものがあるのですが、八つとは四大仏跡にさらに四つを加えます。四大仏跡はルンビニー、クシナガラ、サールナート、ブッダガヤーの四ヵ所です。それ以外に四つの聖地、すなわち王舎城（ラージギル）と祇園精舎のあるサヘート・マヘート、それからヴェーサーリー（現在ヴァイシャリと呼ばれています）、サンカーシャを加えて、八大聖地というのです。その八大聖地のほかに二大供養地（二つの大いなる供養の地）を加えて十大聖地と呼ばれることもあります。

その二大供養地の一つがパーヴァー村すなわちチュンダの村です。チュンダの食事で病気になって、それが引き金でブッダは亡くなったにもかかわらず、供養地とされるのには意味があります。というのは、そのチュンダの施食は非常に意味のある施食であると釈尊も讃え、そして後の仏教徒たちもそう考えたからです。チュンダの食事がもとで亡くなることになるのですから、チュンダが悪者になりそうなのですが、決して釈尊は経典のなかではそうは言っていません。チュンダは良いことをしてくれたと言われています。ただし「この食事は私しか食べられない食事である」と、こう言ってその食事の残りは棄てるように指示されたと経典には説かれています。それがどういう意味をもつのかもう一つはっきりしません。その料理を他の比丘たちには食べさせずに、土の中に埋めさせたそうです。この問題については、宮坂宥勝先生の『仏教の起源』（『宮坂宥勝著作集』第一巻、法藏館、一九九八年）という本に詳しい解説がなされていますから、それについてはここでは論議はしないことに致します。

なお、この二大供養地のもう一つは、ブッダガヤーの近くにある、スジャーターの村です。成道前に村娘スジャーターが乳粥（牛乳で炊いたお粥）を供養しました。ブッダが覚りを開く前に、苦行を放棄して最初にとった食事ということで大きな供養になるのです。そして最後の食事をしたチュンダの村がもう一つの供養地ということで八大聖地に二つの聖地を加えて十大聖地といわれるようになったのです。パーヴァー村というのは仏教徒にとってそれほど意味のあるところなのです。

それでも釈尊はさらに歩んで行きますが、もうその歩みといってもトボトボで、いよいよこれ以上動けない、そういう段階になってまいります。そのときに釈尊は直弟子阿難に次のように言います。

「さあ、阿難よ、汝は私のために外衣（外出のときに着る上衣）を四つ折にして敷いてくれ。私は疲れた。私は座りたい。さあ、阿難よ、私に水を持ってきてくれ。私は喉が乾いている。私は水を飲みたいのだ」

これはそのまま経典に書かれている言葉です。下痢による脱水症状であり、もうこれ以上一歩も歩けない状況になったのです。

その釈尊の言葉に対して、阿難は、近くの小川は水量も少なく、先ほど五百台の車が

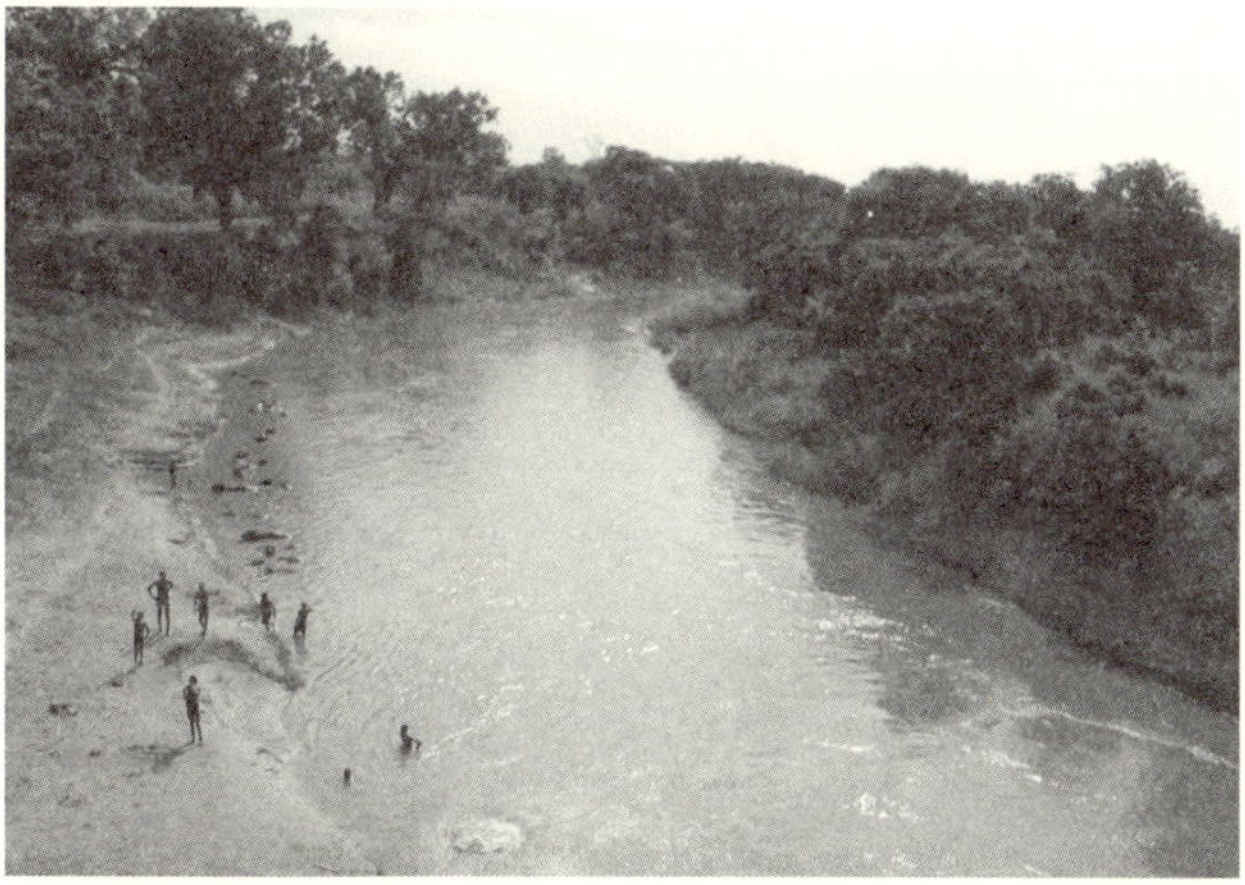

カクッター川（ガギ川）。病気のブッダは沐浴してこの川の水を飲まれた。

通ったから、水が濁っており、この先に比較的大きいカクッター川があるので、そこに行くまで我慢してくださいと答えます。ところが釈尊は先ほどの言葉を三度繰り返し、阿難に水を所望します。やむなく阿難は鉢を持ってその小川に水汲みに行きます。ところがなんと、その水は「澄んで、透明になり、濁らずに流れていた」のです。阿難はびっくりしながら水を汲んで、その様を釈尊に報告し、きれいな水の入った鉢を差し出すと、釈尊はおいしそうにその水を飲まれたとのことです。

この箇所についても、看護師さんたち

は、患者（ビハーラでは「利用者」と呼びます）に対する介護はこうあるべきだと言います。この箇所から、たとえ患者さんの無理な要請でも、一度は体を動かしてその要請を実行してみる立場が必要だと学ぶのです。

そこで休養した後、釈尊は体力を回復されたのか、さらに旅を続けていきます。その旅の途中に、先ほど阿難の言葉に出た、カクッター川（現在のガギ川：川幅二十メートルほど）があり、その川で釈尊は沐浴をしたことになっています。多分熱が出ていたのだと思います。釈尊はそこで熱を冷ますようにその河に入って沐浴をしたと経典に書かれてあります。

これは明らかに伝染病、赤痢とかO―157というような疫病であったに違いないと、読んだ看護師さんたちも言っています。そういうように熱を冷ますように沐浴をし、その水を飲み、喉の渇きを潤し、川を渡ってその近くにあったマンゴーの林に行き、チュンダカという若い比丘に次のように頼みます。

「チュンダカよ、どうかお前は私のために外衣を四つに折って敷いてくれ。チュンダカよ、私は疲れている。私は横になりたい」

先ほどは、釈尊は喉が渇いて休憩し、木の下に座ったのですが、ここではもう横になるしかなかったようです。ここで釈尊は、横になりながら、次のような説法をします。

「私が最後のチュンダの施食によって病気になったからと、チュンダが後悔の念を起こすかもしれないが、如来がこの供養によって、煩悩の残りない涅槃の境地に入ることになるのであるから、他の施食よりはるかに優れた大いなる果報と功徳がある」と。

この釈尊の言葉には、遺された者への限りないいたわりが感じられます。釈尊はターミナルにありながら、逆に遺される者へのケアをしているのです。

そこで休まれた釈尊はまもなく阿難を促して、さらにその先へと旅立ちます。

十三　仏教福祉の実践体系

話は少し前に戻りますが、パーヴァー村より以前のバンダ村というところで、とくに大事な説法をしていますので、ここで紹介しておきたいと思います。それは、次のような、仏教福祉の実践体系とでもいうべき教えです。

比丘らよ、それでは、ここで私は教えを熟知して説示したが、汝らはそれをよく保って実践し、実習し、盛んにしなさい。それは、清浄な行いが長く続き、久しく存続するように、ということを目指すのであって、そのことが、多くの人々の利益のために、多くの人々の幸福のために、世間の人々への共感のために、神々と人々との利益・幸福になるためである。（中略）そのための〔教え〕とは何か。

このあと「三十七道品《さんじゅうしちどうほん》」という教えを釈尊は説法しますが、その前に、この教えを説く目的をこのように説明したのです。清浄な行いが長く続き久しく存続するということは、仏教教団が永遠に存続してほしいという釈尊の願いであります。また仏教の教団あるいは仏教に携わる人たちの三十七の道を実践する目的は、多くの人々の利益のために、多くの人々の幸福のために、世間の人々への共感のためにということであり、これは明らかに福祉ということです。

すなわちこの「三十七道品」といわれる仏教の教義、これは後のアビダルマ（仏教哲学）が盛んになった時代に体系的に整理された教えで、この通りの教えを釈尊がこのときに説いたとは思われませんが、しかし原型になるような教えを説いたのは事実でしょう。

それが後に整理されて「三十七道品」という教義になったのです。その三十七道品には七品（章）で三十七項目あるのですが、それらの第一の章が四念処《しねんじょ》であり、二つ目が四正勤《ししょうごん》、三つ目が四神足《しじんそく》、四つ目が五根、五つ目が五力《ごりき》、六つ目が七覚支《しちかくし》、七つ目が八正道です。

たいへん難しい教義ですが、非常に大事なことが説かれています。すなわち第一の四念処というのは、比丘のための難しい修行方法の一つですが、人間向上のための人間観察法、人間観です。身・受・心・法という項目のなかで、①「身」とは、人間の身体は不浄なものだということです。浄らかなものであると執着するから迷いが起きるのです。患者さんの体だけでなく、私たちの体も不浄なのです。②「受」とは、身体には感受作用があり、それは苦なるものだということです。楽もいずれはそうでなくなる。それも苦です。「一切皆苦」という仏教の真理です。まず、相手の苦を理解しなければなりません。③「心」は人間の心は無常であり、一時として同じ状態にはないということです。「諸行無常」であります。相手の心がいつも正常であるとは限りません。私たち自身がそうなのです。④「法」というのは、あらゆる存在のことで、それは実体のないものであり、無我なるものです。物や人だけでなく、あらゆる概念も実体はありません。それをあると固執するから悩みや紛争が起きるのです。このことは、釈尊がいつも説かれた人間観です。

すなわち、仏教の人間観をしっかりわきまえておけば、人間をそのように観察しておれば、そこには迷いがなくなります。すなわち真実の姿を見ることができる、これが第一の四念処ということです。

第二の「四正勤」というのは向上のための方法論です。この向上ということの意味は、この後申しますブッダ最後の言葉に繋がるわけですが、人間というのは絶えず向上を目指すものであるということが仏教の基本であります。そういう意味で四正勤というものも向上の方法論であり、人生の目標です。まず、①「律儀《りつぎ》断《だん》」とは、すでに生じた悪を除こうと努めることです。悪とは、病気、悩み、不適応などと言い換えるとよくわかります。②「断断《だんだん》」とは、まだ生じていない悪を生じないように努めることです。予防ということです。③「随護《ずいご》断《だん》」とは、善を生じるように努めることです。善とは、健康、病気の治癒・快方、適応と言い換えてもわかります。④「修断《しゅだん》」とは、すでに生じた善を続くように努めることです。以上は比丘の修行法ですが、福祉施設にもそのまま適応できることがわかります。

善と悪はいろいろな方面で解釈できると思います。たとえばこれは犯罪に携わる人たちにすればいわゆる社会的善悪であり、病院で看護に携わる人であれば、善は病気が良くなることであり、悪は病気が悪くなることである。そういうあらゆる現場で活用できる考え方です。

第三の四神足というのは、向上への心の自在性です。すなわちこれは向上心に当たります。欲・勤・心・観という四つのなかで、①「欲」というのは向上を願うことです。病気が快方に向かうことに当たります。これは懈怠（怠けること）の反対語です。次に、②「勤」というのは向上への努力です。これの反対概念は掉挙（じょうこ：心のうわつい た状態）といいます。次に③「心」とは、心をしっかりとして修めることです。集中、積極性というような意味です。これは睡眠（ボーとしていること）とか躁鬱における鬱の反対語です。④「観」は智慧をもって思惟観察することです。施設の専門職は、あるデータをもとに対象者を正しく観察する必要があります。すなわち福祉の分野なら福祉に携わる人にとって、この四神足とは向上心であって、このことを忘れてはならないのです。

第五の「五根」というのは、信・勤《ごん》・念・定《じょう》・慧《え》です。次の第六「五力」も「五根」と同じ項目ですが、ただ同じ項目であっても、五根の信・勤・念・定・慧というのは向上への可能性、「五力」というのは向上力のことを意味しています。

　これらはいわゆる人間の資質そのものを意味しています。福祉実践者は、いわゆる向上への可能性である信・勤・念・定・慧ということをしっかり踏まえておく。そのうえで、五力としての向上力によって実践することです。やはりそれが心・勤・念・定・慧という形で実践力へと展開するのです。①「信」とは、宗教的信仰であり、また、専門職としての確信です。②「勤」とは、努力・精進です。③「念」とは、記憶、注意のことです。④「定」とは、精神集中です。⑤「慧」とは、判断力のことです。

　そして第七の「七覚支」という七項目は、処遇の実践力です。まず①「択法」とは真実を選ぶことであり、なすべきことをわきまえることです。②「精進」とは努力のことです。③「喜」とは実践そのものへの喜びです。④「軽安」とは、心身の適応性です。⑤「捨」とは、とらわれのない平安の境地です。⑥「定」は精神集中のことで、⑦

「念」とは、専念のことで、この内容はあらゆる現場にそのまま適応できます。

最後の第七の「八正道」とは、上記の各項目によって、適応された正しい生活そのものを意味します。原始仏教の根本教義である「四諦・八正道」という形で説かれるものです。これについては前にも触れましたが、①「正見」とは、正しい見解、思想のことです。それに基づいて、②「正思」正しい思惟・心、③「正語」正しい表現、④「正業」正しい行為がもたらされます。その②③④によって、⑤「正命」正しい生活がもたらされ、その内容は、⑥「正精進」正しい努力、⑦「正念」正しい慮り、⑧「正定」正しい精神統一になるのです。こういうふうに、八正道を立体的に解釈することができます。

以上で、これらの実践体系がいかに重要なものであるかおわかりいただけると思います。私は、現代においても、この三十七道品こそが仏教福祉の実践道であり、福祉に携わる人にはこのことをしっかりと身につけていただきたいと思っております。

十四　涅槃の床

さてそこで、そういう説法をしていくうちに、いよいよ釈尊の病気はひどくなります。しばらく行くと、もうこれ以上先に行けないということになります。パーヴァー村からクシナガラまでは本当に短い距離、これは実際私もこの間をバスで行きましたのでわかるのですが、距離にすれば十五キロぐらいです。

そしてそのような状況になったときに、サーラの林がありました。このサーラという木は、わりあい背の高い木ですけれども、クシナガラからルンビニー、カピラ城にかけての一帯に非常に多い林です。南の方はマンゴーの林が多いのですが、このクシナガラ

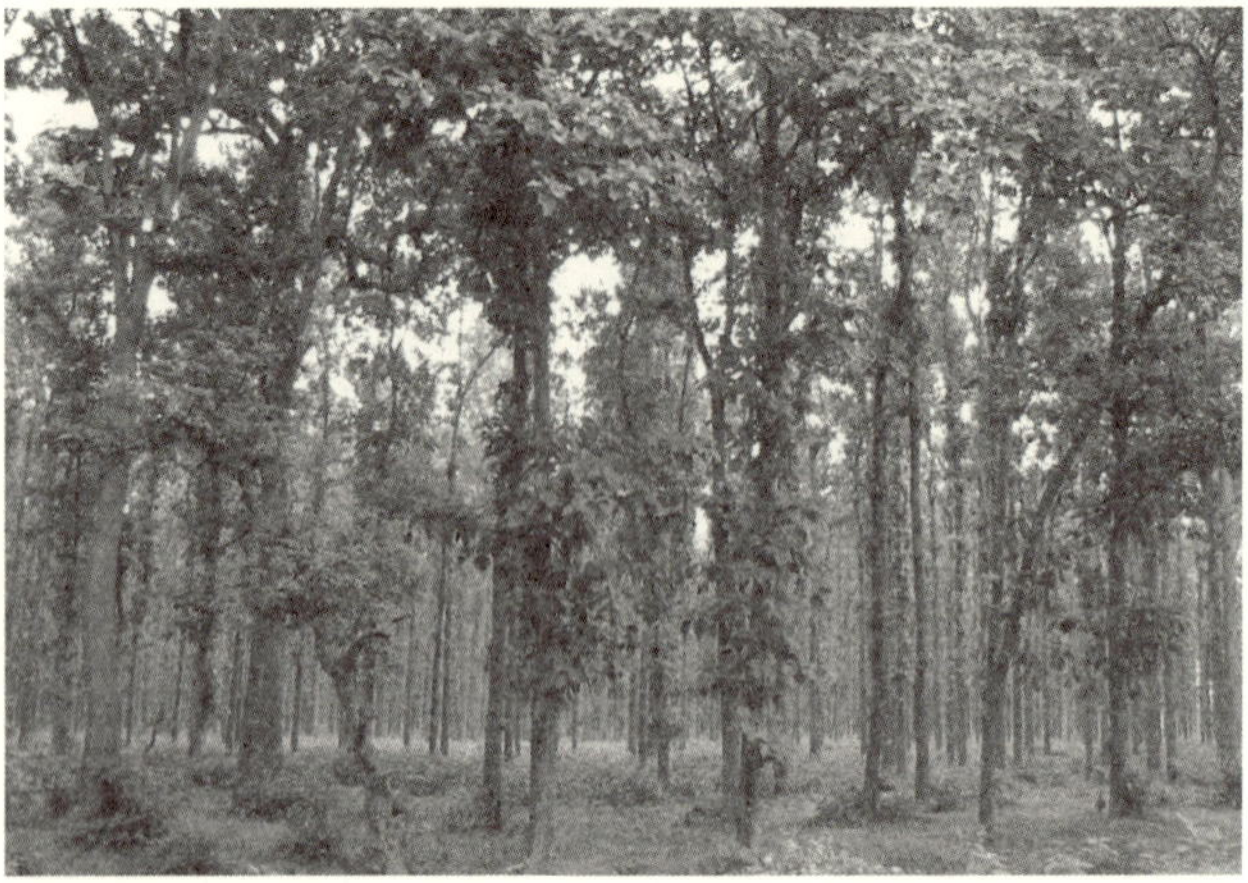

クシナガラ近くのサーラの林。ブッダの時代もサーラの林が多かった。

あたりに行きますと、仏跡参拝された方はわかると思うのですが、サーラの林というのが非常に多くなってきます。サーラの林というのは、上の方が繁って、下の方はほとんど枝葉がなく、林の遠くの方まで見えるような感じの林です。下の方はあまり繁らないので、比丘たちの生活に都合がいいのです。

クシナガラに着いた釈尊は、「さあ、阿難よ、私のために沙羅双樹（二本並んだサーラの樹）の間に、頭を北に向けて床を用意してくれ。阿難よ、私は疲れた。横になりたい」と頼みます。

そのとき、沙羅双樹に時ならぬのに花が

咲き、満開となったとされています。仏典では「釈尊が生まれた」とか、何か重大なことがあったときに、時ならぬ花が咲いたり、地震が起きたりというように説かれるわけですが、釈尊が入滅されるときにも、そのようなことがあったと書かれています。

いよいよ釈尊も臨終に近いときを迎えることになります。そうしますと、今度は多くの神々、あるいは周りの人たちが集まってまいります。天人たちが釈尊のところにやって来て天の花を振りかけたりして供養をし、また、近くの信者さんたちが見舞いにやってまいります。

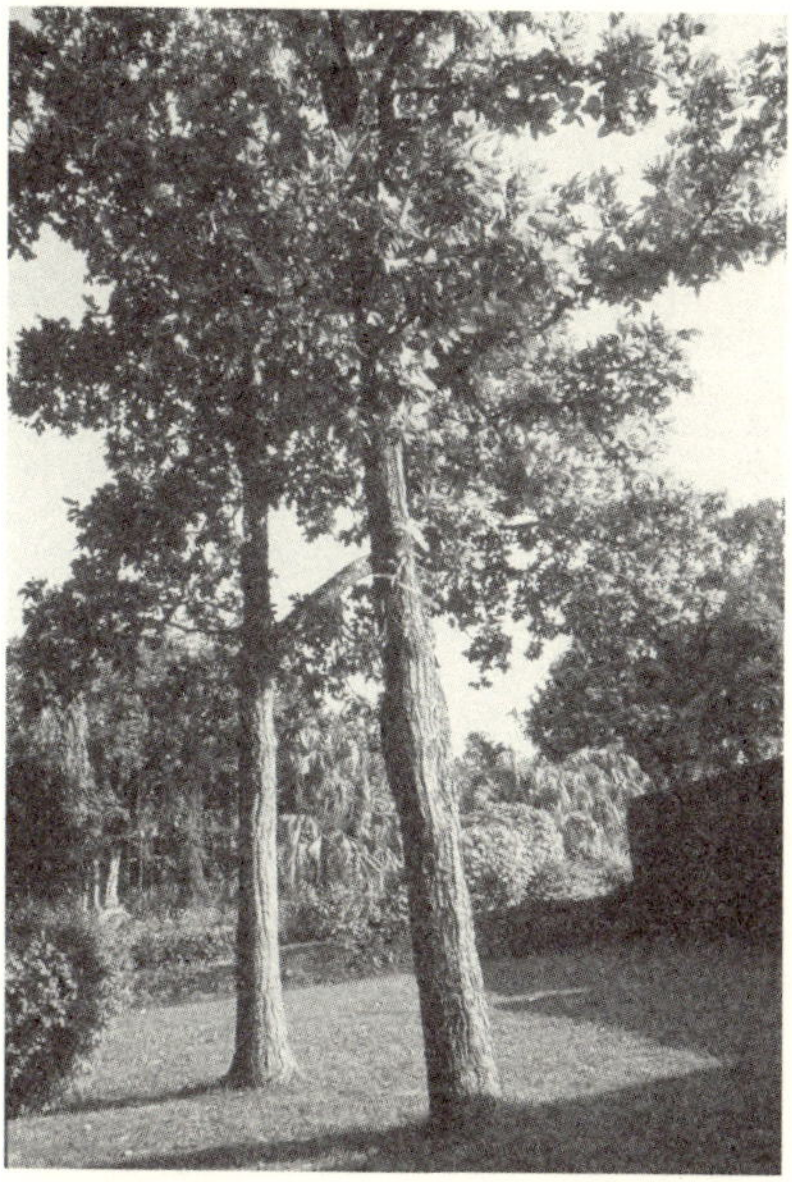
これ以上動けなくなったブッダは２本のサーラの樹の間に北を枕に横になられた。

原始経典にはよく天人や悪魔という存在が出て参ります。悪魔というものは迷いとか誘惑を象徴していますし、天人は讃える側を象徴していますから、何も不自然なことではありません。

沙羅双樹に花が咲き、修行完成者たる釈尊を供養するために天人たちがお香や花を振り注ぎ天の楽器を奏で、そして釈尊を供養するために、さまざまな行動をしたと書いてあります。

ここで、ある注目すべき文言があります。

ウパーバーナという若い比丘が釈尊の前にいて、今にも息を引き取るかもしれない、そういう危篤状態の釈尊をずっと見守っていました。いわゆる介護者として当然なことだと思うのですが、そのとき釈尊は、「去りなさい修行僧よ。私の前に立ってはいけない」と彼を遮ります。これを聞いていた阿難はビックリするわけです。そこで阿難は「一生懸命釈尊の看護をするために傍にいるのにどうして退けというのでしょうか」と質問します。そうすると釈尊は「この周りにはたくさんの目に見えない神々がいて私に会いたがっている。その比丘という力の強い人が目の前にいるならば、そういう目に見えない神々たちはその比丘の威力によって近づけない。だからお前は立ち去りなさい」と、修行僧にこう言うのです。どうしてこんな言葉が出てくるのか、私は以前はよくわからなかったのですが、経典を輪読していました看護師さんたちによると、それはこういうことです。

いわゆる末期の患者さんを独り占めにしてはいけない。最後に会わせなければならない人々はたくさんいる。そういう人たちにまんべんなく会わせなければなりません。その証拠にはその後、大勢の村の人たちがみんなで釈尊を見舞いに来るのです。

最初は一人一人会っていたのですが、埒があかなかったのか、阿難は十人ずつ並びなさいと、交通整理をしまして、そして釈尊の前に十人ずつ並ばせて見舞わせます。こういうような取り計らいを阿難がしたのも、この一人の比丘に立ち去りなさいと言った理由がわかったからでしょう。

その後どんどん釈尊の病状は悪化してまいります。そのときに阿難は、住居に入って、戸口に寄りかかって泣き出すのです。その様子をこの経典は詳しく描写しています。ブッダは屋外の沙羅双樹の下にいるはずですので、「住居に入って、戸口に」とはおそらく後世の挿入であると思いますが、阿難が泣いたことは事実でしょう。

阿難という十大弟子の一人が、メソメソ泣いているのです。非常に劇的な場面ですが、その阿難を釈尊は次のように慰めます。

「やめよ、阿難よ、悲しむな、嘆くな。阿難よ、私はあらかじめこのように説いたではないか。すべての愛するもの、好ましいものから別れ、離れ、異なった存在になるということを」

こういうように阿難をなだめ、それからその後に阿難を次のように讃嘆し、褒め讃えるのです。

「阿難よ、お前は私になかなかいいことをしてくれた」

阿難に対する褒め方がまた素晴らしいのです。

「阿難は沈黙していても、阿難がそこに居るだけで、その周りに居る人々が幸せになるのだ、阿難よ、お前はそのような存在なんだ」と。

シクシク泣いている阿難にそういう慰め方をする。私はそこにターミナルケアならターミナルケアの現場において、死につつある人と、その人を介護する人、その関係のよい見本をみる思いがします。釈尊が危篤の状態にありながら、周りの人をいたわり、逆に介護者の阿難がいたわられている、看護されている者から、看護する者がいたわられているのです。このようなところにも、ターミナルにある方の「輝く命」を見ることができます。

仏教の看護というのは、そういうような関係でなければならないと、私は常々このあたりの経典の文言を読んで思うのです。いわゆる看護する側とされる側ということではなくて、そういう両者一体になったあり方ということが、仏教看護の基本なのです。

十五　大善見王の物語

このようにして、危篤状態になった釈尊が、阿難に対して説法した「大善見王の物語」についてお話し申し上げたいと思います。

泣いたり、いろいろ愚痴を言ったり、阿難という仏弟子は出家者でありながら、本当に人間的なお方です。非常にハンサムな人でたいへん女性にもてたということです。いろいろな特徴もあるお方ですが、この阿難が危篤状態の釈尊におかしな質問をするのです。

「尊師よ、あなたはこんな辺鄙なクシナガラで入滅するよりは、もっと大都市、有名な場所があるのではないですか。どうしてこんな田舎で入滅なさるのですか」と。

そうすると釈尊がそこで阿難に言うわけです。「お前はそんな辺鄙なところと言うけれど、実はここは昔々大きな都であって、大善見王というたいへん高徳な王様が治めておられたところなのだ」と。

そして釈尊はその都はこうこうこうであったという都の昔の繁栄振りを詳しく物語るわけです。そのときの大善見王という王様の治めた都の様子が非常に素晴らしく書かれているのです。中村元先生の訳したパーリの原典には、栄えていたということが簡単に書かれているだけなのですが、サンスクリットの対応経典とか、あるいはさまざまな対応漢訳本を見ますと、そこに大善見王の物語として実に詳しく説かれておりまして、まさにそこが浄土の有様として描かれているのです。

この箇所は、原始仏典における浄土の萌芽とみることもできますが、私は釈尊がご自分の亡くなる土地を最大限に讃嘆したのだと思います。それには理由もあります。「クシナガラ」という地名ですが、そのうちの「ナガラ」とは「都」という意味です。この場所は当時も現在も辺鄙な土地ですが、おそらく釈尊が説かれるように、ずっと以前には素晴らしい都であったことを釈尊自身が知っていたのだと思います。ターミナルにある釈尊が、ヴェーサーリーを讃美し、また、かつて住んだ王舎城を讃美し、いつまでも覚りの得られなかった阿難を讃嘆し、そして、亡くなる土地であるクシナガラをも讃美しているのです。死にゆくときまでも、周囲のすべてに気を配っていたという釈尊の輝く命をここにも認めることができます。

十六　一生の回顧とスバッダの帰依

その後に釈尊はいよいよ臨終に近くなるわけですが、そのときに、まったく仏教に関係のない異教徒のスバッダという人物がやって来ます。そして釈尊に会わせてくれと言うのですが、阿難は「スバッダさん、お止めなさい。修行を完成された方を悩ませてはなりません。先生は疲れておられるのです」と断ります。スバッダは、それでも執拗に会いたいと言います。こういうやりとりを聞いていた釈尊が、「阿難よ、こちらによこしなさい」と言って、そこでスバッダと釈尊との会話が交わされることになります。

スバッダが釈尊にいろいろ質問をします。「どういう人が一体覚りを開いた人なのですか、どういう人が本当の正しい宗教者なのでしょうか」というような質問をするのです。そのときにスバッダに対して釈尊が言った言葉、これが非常に有名な言葉ですが、八正道の認められない者は真の宗教者ではないと説き、釈尊がご自分の一生を次のような簡単な言葉で回顧しています。

「スバッダよ、私は二十九歳で何かしら善なるものを求めて出家した」。この「善なるもの」という言葉は、善悪の「善」ではなく、いわゆる「宗教的な」という意味の「善」です。いわば「真実の」というような意味の「善」です。「なにかしら善なるものを求めて出家した。スバッダよ、私が出家してから五十年になった」と。この言葉からも釈尊が八十歳で亡くなったということがわかるのですけれども、釈尊はさらに、次のように言っています。

「正理と真理の領域のみを歩んできた」と。これは釈尊の出家してからその後のことを自信をもって言った言葉です。「これ以外に沙門になる者は存在しない」と。「沙門」とは、バラモン以外の当時の宗教者をいいました。「これ以外に」ということは、私のやってきたようなその道を歩く人以外に、ということでしょう。非常に自信のある言葉でスバッダに答えるわけです。この一言によってスバッダはその場で仏弟子になったとされています。こういうように釈尊は、危篤状態にありながら、最後まで教化を行ったのです。

十七　末期の言葉

その後、釈尊は周りの比丘たちにこう言います。「何か私に質問する者はいないか」と。もうこれで最後であるということでしょう。「何か最後に私に質問する者はいないか。何か疑いをもっている者はいないか」と、釈尊は周りの者に言うのです。そうしますと、周りの者は一人も質問をしない。じっと黙っています。

そのときに、その様子を見ていた阿難は、誰ひとりとして質問する者がいないということに感動します。

釈尊はこのように言います。「この比丘サンガには、ブッダに関して、あるいは法に関して、あるいはサンガに関し、あるいは道に関し、あるいは三十七道品という実践に関して一人の比丘にも疑い、疑惑が起こっていない。この五百人の比丘たちのうちの最後の比丘でも聖者の流れに入り、退堕しないはずの者であり、必ず正しい覚りに到達する」と。この経典には、何回も、必ず正しい覚りに到達するとか、正覚を必ず究めるであろうとかいう言葉が出てきます。仏教徒として、非常に大事なところであろうと思います。

その後に、釈尊の末期の言葉となるのですけれども、その末期の言葉の直前にこのような言葉があったのです。そして、最期に釈尊は次のように言われます。

「さあ、比丘らよ、汝たちに告げよう。諸行は壊れるべきもの（ヴァヤダンマー）である。怠ることなく励みなさい」と。

壊れるべきというよりは、壊れるはずのものであると訳した方がいいかもしれません。「ヴァヤダンマー」というなかで「ダンマ」というのは、理（ことわり）とか道理という意味です。壊れるはずのものである。壊れる道理のものであるということです。この言葉は、先ほどいいましたいろいろな異訳異本など、さまざまなバージョンの本があるのですが、すべてこの言葉だけは同一です。釈尊が最後に末期に語った言葉は、誰でも身内の者が最後に言った言葉がもしもあったとしたら憶えていますように、おそらく間違いないと思います。

これは当たり前のような感じもする言葉ですけれども、しかしこの言葉が大事な言葉であるということは、パーリ語による註釈に次のように書かれています。

「怠ることなく励みなさいとは、念いを専注して一切のなすべきことを実現せよというのである。以上の如く、世尊は完全な涅槃の床に就かれ、四十五年の間に説かれてきたあらゆる教説を「怠ることなく」というただ一つの句のなかに圧縮して与えられた」と。

この「怠ることなく」という言葉は今まで説かれた釈尊の教えのすべてをここに圧縮しているということです。だからいかにこの言葉が大事なことであるかがわかります。それでこの註釈には、またその註釈（復註）がありまして、そこに次のように書かれています。

不注意でないことが怠ることなくである。しかもその真意として、それは智を伴った念いであり、その念いには卓越した尽力があるから、念いを専注してと言われた。「怠ることなく」というただ一つの句のなかに圧縮して与えられたとは、その真意としてその〔句〕のなかに一切の仏説が包摂されているからである。

「不注意でない」とは、専注してということでもありましょう。「諸行無常」のこの人生において、専注してなすべきことをなせということでしょう。しかも、その専注は、仏教の真理である智慧を伴った専注であり、その専注には素晴らしい尽力があるといいます。だから最後の言葉のここには、あらゆる仏説が込められているというわけです。すなわち、この言葉が仏教の根幹であるということです。

十八　仏教福祉の特質

私はこの末期の言葉「怠ることなく励みなさい」ということはどうして仏教の根幹なのかと、いろいろ以前から考えてきました。我々仏教者にはなんとなくありふれた言葉のように思っていました。

ところが、あるイギリスのソーシャルワーカーとの出会いをきっかけに、この言葉の深い意味に気がついたのです。これはもう三十数年も前のことですが、コーデリア・グリムウッドさんというソーシャルワーカーがイギリスから日本に留学してきました。彼女はイギリスの保護観察官でした。そのグリムウッドさんが日本に留学に来た理由というのが、西洋のソーシャルワークには限界があり、その限界を克服する方法に仏教理念が有効であるということに気がついたからということでした。

その頃は、鈴木大拙先生の本がヨーロッパで非常に流行していました。鈴木大拙先生はかつて大谷大学の教授で、英語で仏教に関する本をたくさん書いておられます。彼女は鈴木先生の本を読んで、日本の仏教と社会福祉を学べば何かあるに違いないと考え、東京にある日本社会事業大学の吉田久一先生のところに留学に来たのです。吉田先生は社会福祉の最長老であられます。そのグリムウッドさんと出会って、意見の交換をする機会がありました。私も仏教福祉にはずっと以前から興味をもっていまして、以前に発表した「カウンセリングにおける仏教的想念」（『犯罪と非行』No.6、一九七〇年）という論文を読んでもらったりして、交流をいたしました。彼女は日本で勉強して、後で紹介しますある論文を書いて、イギリスに帰りました。

その論文のなかで彼女が言っていることは、やっぱり西洋のソーシャルワークを克服する道が仏教理念にあったということでした。そのことについて簡単に説明しますと、西洋の社会福祉の基本は新約聖書のルカ伝にあります。「汝、隣人を愛せよ」、これが西洋の社会福祉のいわゆる原点です。その聖書のルカ伝のなかに「よきサマリヤ人の譬え」という物語があります。西洋の社会福祉の原泉は新約聖書のルカ伝にあるのです。

ある旅人が砂漠で強盗にあってすべてを剝ぎ取られ、また傷つけられて瀕死の状態でうずくまっている。その横をいろいろな上流階級の人たちが通って行くのだが、そのうずくまっている旅人をみんな見て見ぬふりをして通り過ぎて行く。最後にこのサマリヤ人、すなわち当時の社会から差別をされていた低い階級の人で、しかし金は持っていた、そのサマリヤ人が通りかかって、その旅人を助けて、そして旅籠に連れて行き、「この人のお金を出しますから良くなるまで面倒を見てください」と言って旅籠屋の主人に金を置いて立ち去っていった。

この人こそが「本当の隣人」なんですよという、これが西洋の社会福祉の源泉といわれています。グリムウッドさんが気がついたのは、そのよきサマリヤ人の美徳が汝の隣人を愛した人として讃えられますが、そこで被害者となっている人は何も喋らず、何も行動せず、表に何も出てこない。実はそこに問題があるというのです。いわゆる福祉漬けの問題、貰い得の問題です。また開発途上国に先進国がどんどん援助している。その援助に頼りすぎて途上国の人々が結局働かなくなる場合があります。そういう問題がやはり出てきて、それが社会福祉の限界として感じられたそうです。

ところが、グリムウッドさんが言うには、「よきサマリヤ人の譬え」に当たるような物語は、いろいろ探しても仏教の経典中に出てこない。同じような物語は出てくるが、それは聖書とは随分違っているというのです。グリムウッドさんは『譬喩経』という経典を出して説明します。

ある旅人が荒野を彷徨っていると、狂った象が現れて追っかけてきた。そこにちょうど空井戸があって横に木があったから、その木の根に摑まって下に降りていく。それでその周りを見たら、四匹の毒蛇が今にも嚙みつこうとしている。自分のすがっている木の根を白と黒のねずみがかじっている。下を見ると、毒竜が待ち構えている。外では野火が起きて、その木を焼き尽くそうとしている。ところが、木の根には蜂が巣を作っていて、その巣から五滴の蜂蜜が滴り落ちてきた。旅人は身の危険も忘れてひたすら蜂蜜を舐めている。

有名な『譬喩経』の内容です。万事休すというあの状況です。しかしそのような万事休すの状況を仏教の経典は描くけれど、そこに蜂蜜を出してくるわけです。まさに万事休すの状況のなかで、それでもすべてを忘れて旅人はひたすらにその蜜を舐めているのです。その様を描くことによって、被害者が主人公になっており、経典は、その被害者と読者に、それではいけないと反省を促しているのです。

あるいは、ある貿易商人が難破して、もう今にも死にそうになったけれども、命からがらたいへんな努力の末に帰ってきて金持ちになった話とか、何かそこにいわゆる被害者の努力ということが仏教の説話には必ず強調されていると、グリムウッドさんは言うわけです。

私はそれを聞いて、ここにブッダ最後の言葉における「怠ることなく努力せよ」という言葉の意味がわかりました。「諸行は壊れるべきものである」とは、旅人の周りの状況であり、難破した商人の状況でもあります。しかし、蜜を舐めていることは怠っていることです。旅人はその状況に気がついて、自分の命が助かるように努力しなければなりません。すなわち、被害者の自覚を促しているのです。そのことが仏教福祉の基本であることに気づきました。ただ上から下に手を差しのべる、そのことが基本ではなくて、むしろ助けられる側の自覚を促す、もう一つ言えば、助けられる側のなかにこちらが入っていく、あるいは助けられる側の場まで下りていくというか、そのような、助けられる側が主人公の処遇、これがいわゆる仏教福祉の基本であるということです。彼女もそのことに気がついて、「ソーシャルワークにおける仏教理念の活用」というタイトルの論文を書いてイギリスに帰りました。私たちはその内容の素晴らしさにびっくりして、すぐさま翻訳し、雑誌に翻訳論文を発表しました。また、私たちは『仏教司法福祉実践試論』（桑原洋子編著、信山社出版、一九九九年）という本を共著で出しましたが、そのなかにもその翻訳が載っています。外国のクリスチャンに仏教の特色を指摘されて、仏教福祉の意義がようやくわかったということになります。

十九　輝く命の日々と大般涅槃

さて、終末期の医療ということに関しましては、私はガン末期の患者さんたちのことについてよく考えます。闘病記もたくさん出版されています。末期のガンと闘いながら、雄々しく生きていく、その人の命の輝きを非常に美しいものと私たちは感じます。

ガン告知の問題について、私はしばしば学生に質問をします。すなわち「もしもあなたがもう余命三ヵ月しかないというガンの末期であった場合、そのことをお医者さんに言ってほしいですか、言ってほしくないですか」と尋ねますと、ほとんどの人が「言ってほしいです」と答えます。ところが、「もしもあなたのお母さんがガンの末期で余命三ヵ月という場合、そのことをあなたはお母さんに告げますか」と言うと、ほとんどの人は告げたくないと言います。その理由を尋ねると、それを聞いたお母さんががっかりして、かえって死期を早めることになるかもしれないから、と答えます。

これは逆に考えますと、やっぱり真実は告げるべきであるけれども、しかしそのことを告げたがために相手がうろたえた場合、そのとき自分にはサポートする自信がない、だから告げられない、ということになります。そうなるとこれは責任回避ということになります。

しかし西欧諸国では、告知をすることが原則となっています。私は、告知は原則としてするべきであると思います。ただし、その人に対してケアをする体制が必要です。告知をすれば、たしかにがっかりして自暴自棄になる人もいるかもしれません。しかし告知を受けてから、それ以降の行動ががらりと違ってくる場合もあるのです。

五十年以上も前のことですが、黒澤明監督の「生きる」という映画がありました。一九五二年の作品でしたが、ガン告知問題を扱ったはじめての映画ではないかと思います。市役所の役人さんで、いつも判子ばかり捺していているような、単調な勤務をしていた。その人が胃ガンに冒されていることに気がついて、もう余命幾ばくもないということを知ったときに、児童公園を作るという難しい仕事に立ち向かうのです。そして見事にやりとげ、そして最後には自分が苦労して作った児童公園でブランコに乗って「命短かし……」と歌う、あのシーンがいかにも印象的でした。余命がわずかであることを知ったときから、真に「生きる」ことを始める劇的な物語でした。

死を予知したときに、何かをしなければならないという思いに突き動かされる、そして何事かをなす、その行動の美しさが素晴らしいのです。

また、古い話で恐縮ですが、一九八三年に「輝け命の日々よ」というテレビのドキュメンタリー番組がＮＨＫで放映されたことがありました。これは柳田邦男さんがレポートしたたいへん素晴らしい番組で、ガン末期のお医者さんが綴った『輝けわが命の日々よ』（新潮社、一九八二年）という本をもとにしています。ガン末期ということを知った西川喜作というお医者さんが、手術を何回も繰り返しながらも、最後の最後まで医師としての責任を果たして死んでいった、その闘病中の手記をまとめた本ですが、没後二十年以上たっても、いまだに売れ続けているとのことです。

この西川医師のドキュメンタリーをレポートした柳田邦男さんは、その著『「死の医学」への序章』（新潮社、一九八七年）に西川医師からの私信として、「癌と思った時から人間が変わった様に生き返り、一人の人間を変え得るという事は、黒沢明氏の作品『生きる』でも、涙したものでした」という文章を紹介しています。黒沢氏の「生きる」はそれほどインパクトのある作品でした。さらに、西川医師が同じガンの患者に次のように語ったと書いています。「その人の生き方や人生の一つの姿として現われたのが病であるとするならば、むしろそれを友として生きていくという考え方が大事なのではないですか。病を見つめることによって、生きることの意味や喜びが、よりはっきりとわかってくる」と。当たり前の日常生活が、西川医師にとっては、ガンとのすさまじい闘いのなかで、輝く命の日々として見えているのです。柳田氏は多くの人々のガンとの闘病記を読んでこのように書いています。「そのなかで気づいたことの一つは、死に直面した人々の手記には、ほとんど偶然の一致ともいうべき光への感動、目に映る世界への感動がうたわれているということだった」と。そしてさらに「西川医師の文章をゆっくり読んでみると、それは単なる風景描写や美の探求というよりは、生きる事への感動の投影としての光に満ちた情景、とりわけ親しい人間への限りないいとおしみから湧き出た心象風景というべきものであることがわかってくる」と。私はブッダ最後の旅における涅槃の告知後三ヵ月間の行動と思想のうえに、西川医師の死から学んだ柳田先生の言葉を重ね合わせることができると思います。ブッダにとって来るべき涅槃を明確に意識することによって、そこに密度の高い生が開始されたのです。

ですから、私はこの『ブッダ最後の旅』の釈尊の生き様は、まさに輝く命の日々ということの模範になる経典ではないかと思います。釈尊が王舎城でおそらく予知したであろう、余命幾ばくもないこと、そして故郷を目指すという一つの行動で真の心の故郷である涅槃とは何かということを示唆し、そのことによって多くの人々に教えを説き示しながら、自らもご自分の死を演出していかれたような気がして仕方がありません。演出という言い方は釈尊には失礼かもしれませんが、私は最後の旅における釈尊の行動というのはまさに、いかに病に対処すべきか、いかに老いるべきか、そしていかに死ぬべき（それはそのままいかに生きるべきかということになる）かを自らの行動によって示唆されているような気がしてならないのです。その行動で、人生の目標である涅槃とは何かを指し示されたのです。この大般涅槃（大いなる死）に向かう釈尊の行動というものは、私たちに非常に訴えるものがあると私は思います。

二十　遺された者たちの務め

実はこの経典はさらに後が続いているのです。釈尊が涅槃に入られたときの状況、これが興味深いのです。

阿難が、釈尊はお亡くなりになりましたと宣言します。釈尊は息を引き取っていくわけですけれども、そのときに若き人阿難は、尊者アヌルッダにこう言ったとされます。「尊い方よ、アヌルッダよ、尊師はニルバーナ（涅槃）に入られました」と。ところがアヌルッダは、「友、阿難よ、尊師はニルバーナに入られたのではありません。滅想受定に入られたのです」と言うのです。釈尊は瞑想に入って次第に亡くなっていかれるので

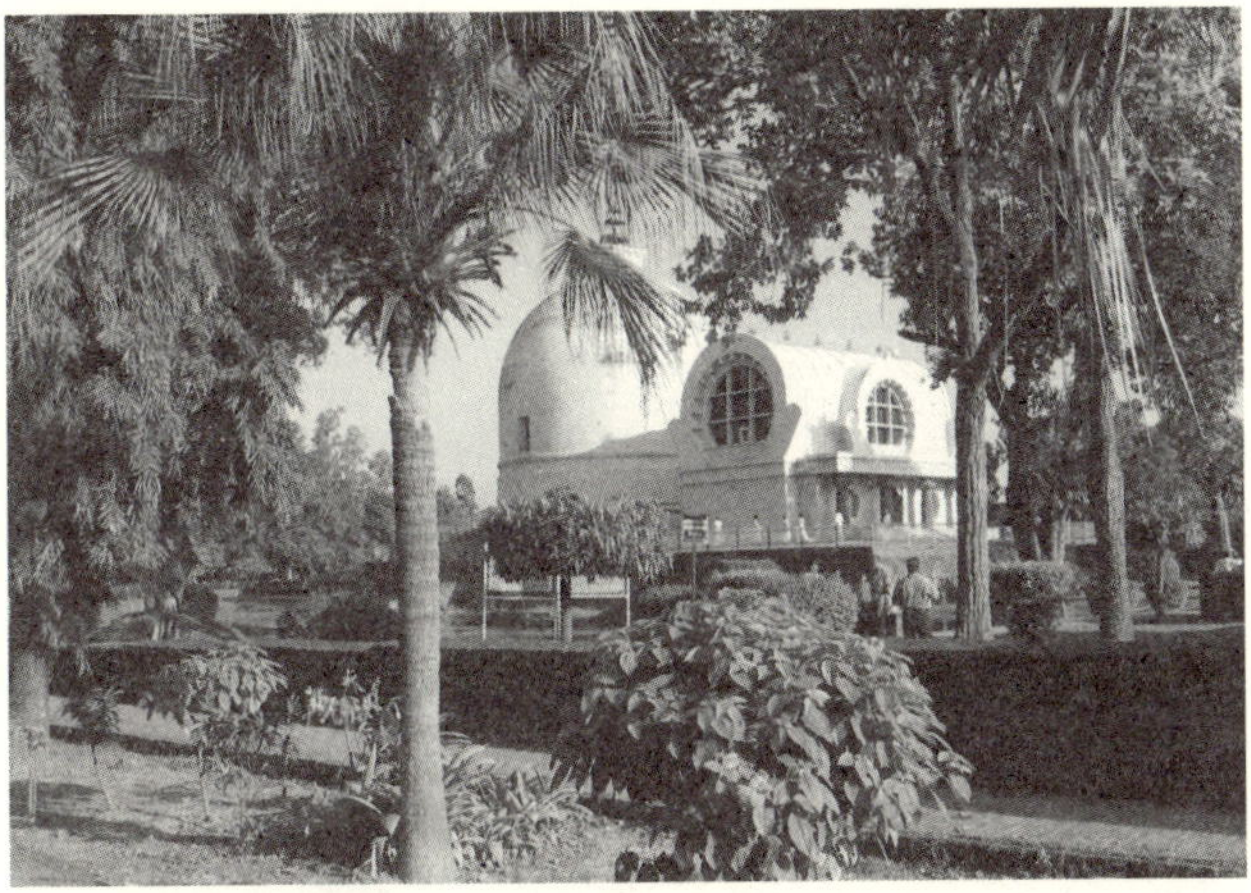

ブッダ入滅の場所に、涅槃堂とストゥーパが立っている。

すが、初禅から第二禅、第三禅、第四禅という精神統一の段階が深まって、最後に滅想受定という最高の段階の禅定の境地に入られます。実はその禅定は、あらゆる感受作用も、イメージも滅して、息も止まるような深い禅定になるのです。「亡くなったのではなく、滅想受定に入られたのです」と、そう言うのです。それから釈尊は滅想受定から目覚めて、また第四禅から初禅にまで戻ります。その後、初禅からまた入っていって第四禅に至って、そして尊師は直ちに完ぺきなニルバーナ（大般涅槃）に入られたとあります。

このあたりの記述は、脳死や臓器移植の

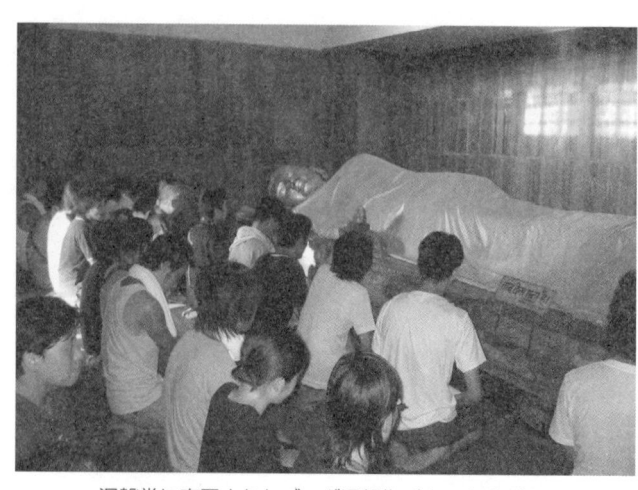

涅槃堂に安置されたブッダ涅槃像（クシナガラ）。

問題を考えるうえで、非常に示唆に富む記述だと私は思うのです。生と死の間には境界はないのです。釈尊のように、徐々に亡くなっていくのです。仏教では、寿命の本質は「煖」（暖かさ）であるといいます。脳死といっても、心臓が動き、身体が温かいのを法律で死とみなすことはやはり問題であろうと思います。臓器移植は、仏教では「布施」に当たります。『ジャータカ』には、生命を布施して将来ブッダになろうとした釈尊の前生物語が数多くあります。しかし、布施とは本人自身の問題です。脳死の人から臓器移植をする場合、まず本人の意志を尊重して、法律で脳死を死とするのではな

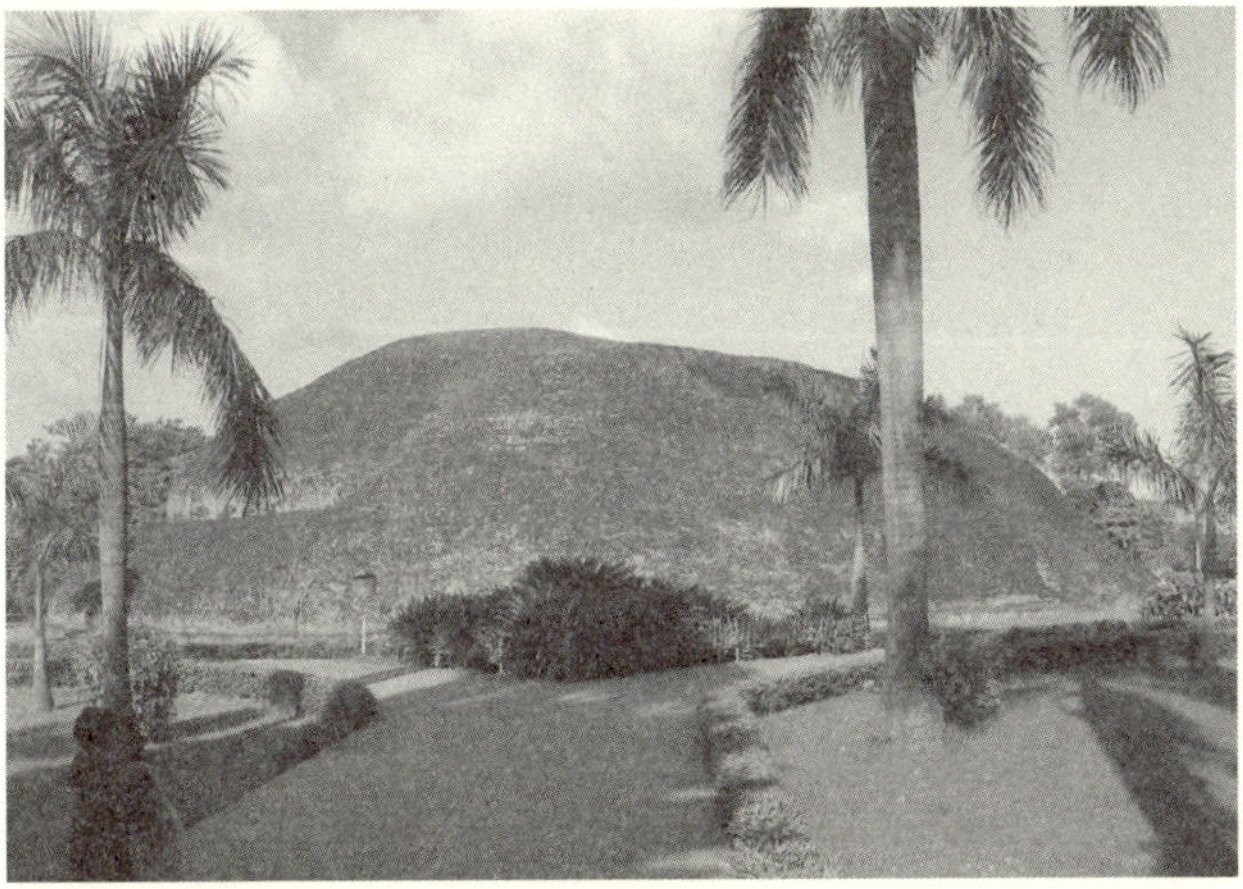

ブッダの遺体を荼毘に付した場所を記念して、ストゥーパ（ラマバル塚）がある。

く、余命のない人だけれども、その人を殺すことになることを前提にして（そのことを法律に明記しなければなりませんが）、宗教的な謝恩をもとにした臓器移植は可能であると思います。

さて、釈尊はそのようにして完全な涅槃の世界に入られたのですが、その後まだ経典は終わらないのです。この後たくさんの人々が集まってまいります。お通夜が七日間行われ、そこに集まった人たちの嘆きの声、そういう声がずっと書かれ、さらに神々がやってきて釈尊が生きているときのことを讃え、そして釈尊の死を悲しむ声、それらが長くずっと書か

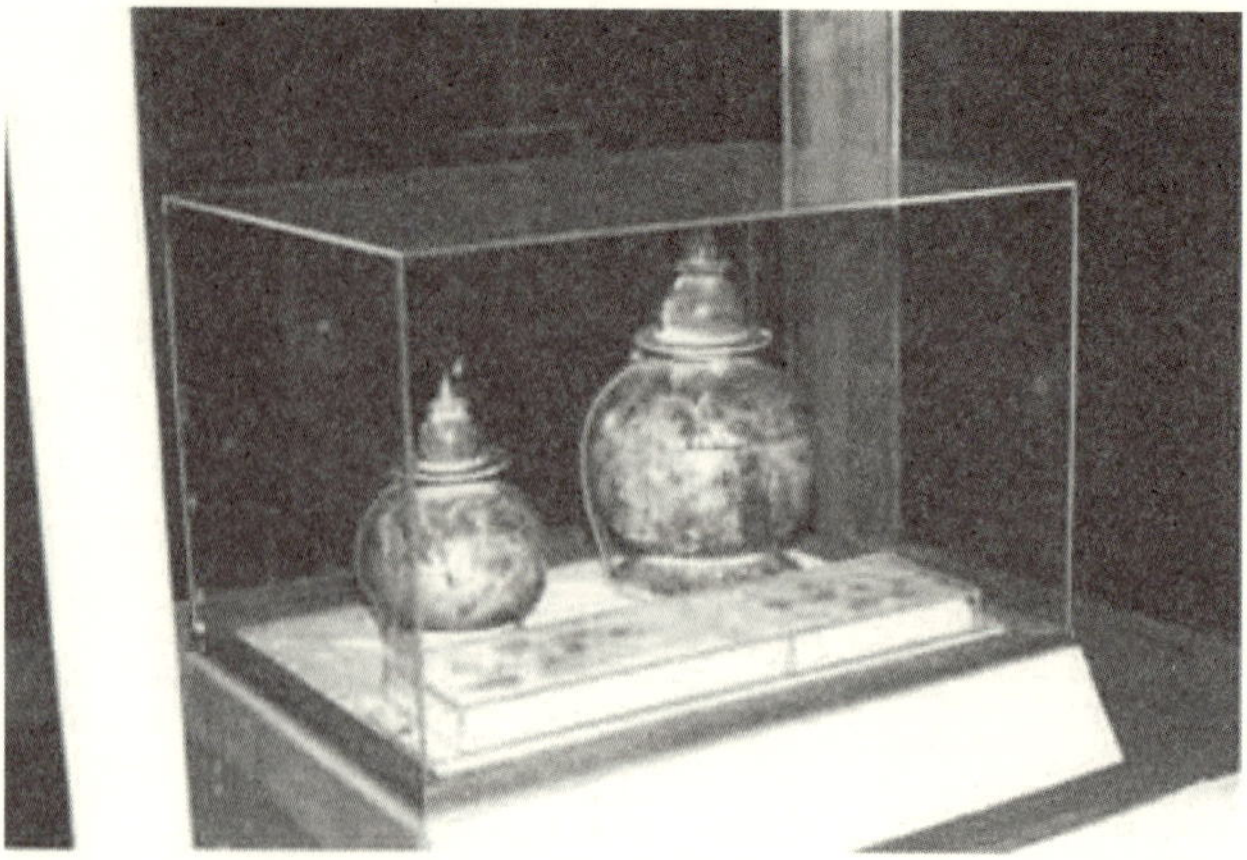
ピプラハワー仏塔（カピラ城）から出土した仏舎利と舎利壺（ニューデリー国立博物館蔵）。

れています。
そしてその後荼毘のことが書かれます。薪に火が灯されて遺体が焼かれ、そしてその後に遺骨と灰が残されます。普通インドでは火葬した後はすべてガンジス河に遺骨を流す、これは当時もそうであったかもしれませんが、王様とか偉いお坊さんは遺骨を流さずに記念のストゥーパを建てるということになったようです。釈尊の場合は遺骨の所有をめぐる戦争が起きたというように経典では語られております。戦争という争いが起きたときに、あるバラモンがそこに仲裁に入りまして、ブッダに縁のあった八ヵ所の人たちが遺骨を分骨しようということになります。その八つに分けた遺骨はそれぞれの場所に持って帰り、そこで仏塔（ストゥーパ）が建てられます。その八つの場所に建てられたこのストゥーパを、釈尊の威徳を偲んで崇拝する人たちが次第に増えてきて、仏塔崇拝というものが一つのブームになってまいります。その仏塔崇拝のなかから大乗仏教も生まれ、仏塔を飾るさまざまな仏教美術、サンチーの仏塔に行かれたり、写真で見たりされた方はわかると思うのですが、まさに仏教美術が花咲くわけです。やがて、その仏塔を供養するための美術や芸能、そういうものが発達していき、この釈尊の涅槃ということがそういう仏塔崇拝を通じて、さらに大乗仏教の成立というところまで繫がっていくわけです。

この『ブッダ最後の旅』という経典を拝読しながら、まさにこれはブッダのターミナルステージの記録であるという読み方もできますし、またそのことから私たちにとって現代のターミナルケアに関しても学ぶべきことはたくさんあります。それはターミナルケアの問題だけでなく、この経典を読むと、もっと広い意味で仏教は福祉であるということがよくわかると思います。そのような意味で、私はこの経典の概略、私なりの了解を皆さまに申し上げましたが、何かご参考になればまた結構かと思います。

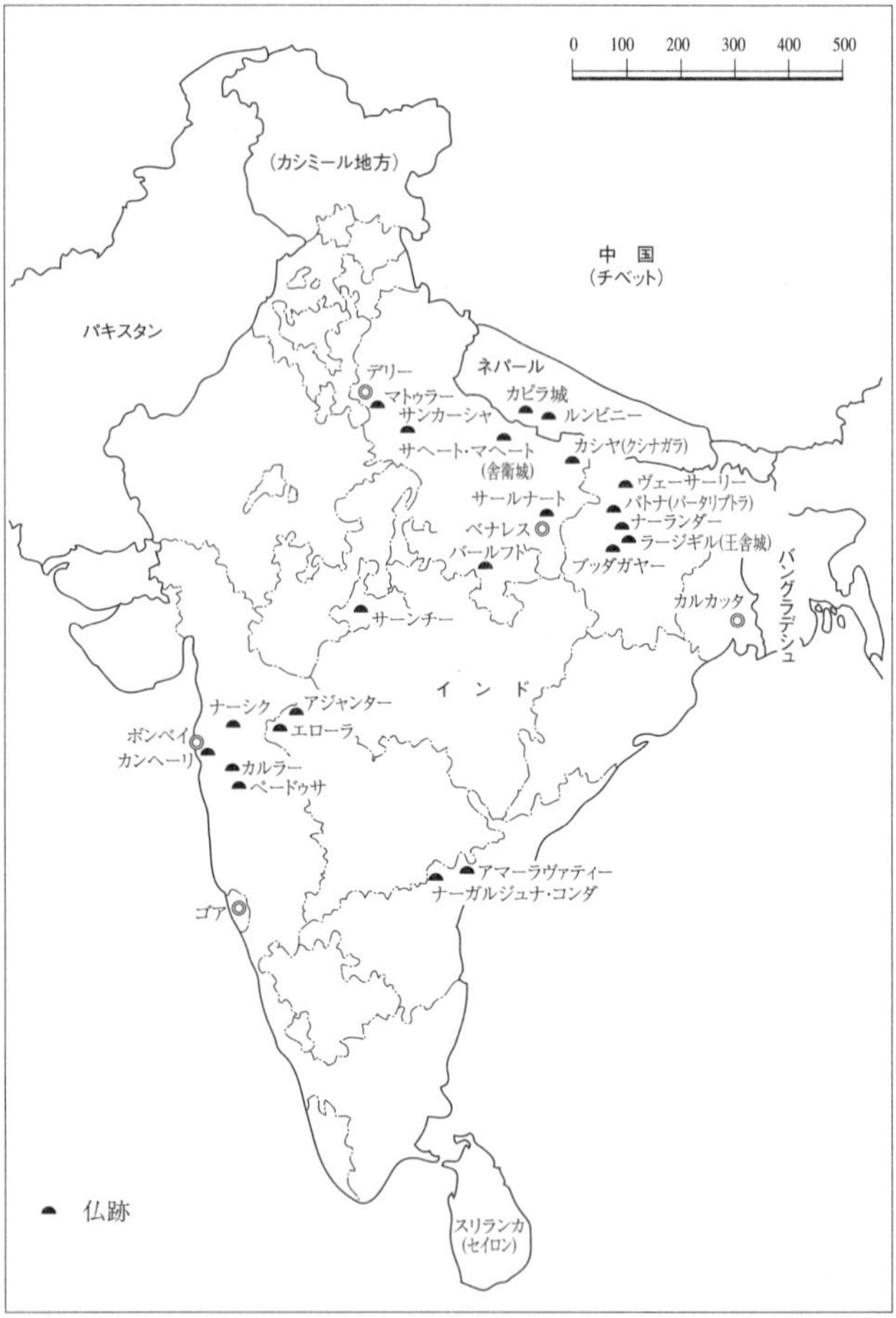

現代インド周辺と仏跡図

あとがき

本書は、二〇〇〇年秋に、京都の本山佛光寺において、「佛陀のターミナルケア――原始経典の涅槃経『大パリニッバーナ経』に学ぶ――」と題して行った三回連続の講演をもとにしている。その筆録に手を加えたものが、まず、本山佛光寺の機関誌『サンガ』二二五～二二七号（二〇〇〇年十一月～二〇〇一年一月）に連載され、その後縁あって、大阪の看護施設「おおくま訪問看護ステーション出張所 街の友」の代表桐石梢さんの目にとまり、若干手を加えたものが、同ステーションの季刊『遇』二〇〇一年冬号から二〇〇三年秋号まで、七回連続で連載された。この原稿にさらに修正・補遺を施したのが本書である。

　本論でも若干触れたが、仏教聖典『大パリニッバーナ経』はブッダのターミナルステージの記録であるとの視点を与えてくださったのは、まさに「ビハーラの創唱者」田宮仁さんである。はじめて会った十数年前、彼は、末期のガン患者さんが、延命のためチューブ漬けにされ、苦しみながら死んでいく現状を憂えていた。その頃西欧にはそういう患者さんのためのホスピスが数多くあった（アメリカ二〇〇〇ヵ所、イギリス二〇〇ヵ所）が、そのときにはまだ日本には六ヵ所しかないということであった。ホスピスにはチャプレンという専任の神職がいるが、仏教徒がそのホスピスで「アーメン」と言って看取られるのがやるせないから、仏教のホスピスを作りたいとのことで、本書の「二　ビハーラとの出会い」というような次第になったのであった。

　最近では、日本でもようやくこのような機運が浸透し始め、二〇〇五年二月現在で、ホスピスに相当する「緩和ケア」を行う病院が一四〇施設、二六四五病床数になったとのことである。それでも西欧に比べて少ない方である。それも国公立病院、一般病院、キリスト教系病院がほとんどで、まだ仏教系の病院は少数である。

しかし本書でも触れたように、わが国では仏教の伝統に根ざした素地があるはずである。そのような観点から、ようやく今年から、藤腹明子・田宮仁氏を中心として、「仏教看護・ビハーラ学会」が発足した。これを機会に、仏教理念を基盤とした「ビハーラ」が今後続々と作られていくことを切に願うものである。

その意味でも、仏教的ターミナルケアのあり方を示唆するこの『大パリニッバーナ経』はその理論構築の必須の資料となるであろう。幸い、中村元博士によるこの経典の現代語訳が出版されているので(『ブッダ最後の旅――大パリニッバーナ経――』岩波文庫)、読者にはぜひこの書に触れてほしいと思う。

最後に、この拙い原稿を採用していただいた法藏館上別府茂編集長、そして、講演筆録という困難な内容の編集を厭わずに心を尽くしていただいた編集部の岩田直子さんには深甚の謝意を表するものである。

二〇〇五年七月

吉元信行

吉元　信行（よしもと　しんぎょう）

1940年大分県生まれ。大谷大学文学部卒業（仏教学）。大谷大学大学院文学研究科博士課程（仏教学専攻）単位取得。日本学術振興会奨励研究員などを経て，現在大谷大学文学部教授。

主な著書に『アビダルマ思想』（法藏館），『仏教の原点を訪ねて』（編著，文栄堂），『仏陀の足跡と思想』（共著，文栄堂），『ブッダの前生』（共訳，講談社），『人間仏陀――仏跡・足跡と思想――』（文栄堂），『大蔵経全解説大事典』（共編著，雄山閣），『仏教司法福祉実践試論――現代家族の危機に応える――』（共著，信山社出版），『原始仏教聖典パーリ語入門』（文栄堂），『司法福祉と仏教』（共著，信山社出版）ほか。

ブッダのターミナルケア

二〇〇五年八月一日　初版第一刷発行

著　者　吉元信行

発行者　西村七兵衛

発行所　株式会社　法藏館
京都市下京区正面通烏丸東入
郵便番号　六〇〇-八一五三
電話　〇七五-三四三-〇〇三〇（編集）
〇七五-三四三-五六五六（営業）

印刷　リコーアート　製本　清水製本

ISBN 4-8318-2408-9 C0015

仏教生命観からみたいのち　武田龍精編　三六〇〇円

仏教福祉のこころ　新保　哲著　二四〇〇円

仏教とターミナル・ケア　水谷幸正編　四一七五円

仏教とビハーラ運動　田代俊孝著　二六〇〇円

親鸞の生と死〈増補新版〉　田代俊孝著　四三〇〇円

ゴータマ・ブッダ〈新装版〉　中村　元著　三六〇〇円

仏教社会福祉辞典　日本仏教社会福祉学会編　近　刊

法藏館　価格税別